Benita Cantieni
Jürgen Spona

Well-Aging

Benita Cantieni
Jürgen Spona

Well-Aging

Dreifach-Power mit
Aminosäuren, Bewegung und Ernährung

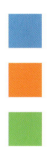

Econ

Wichtiger Hinweis
Die Ratschläge in diesem Buch sind von den Autoren und dem Verlag sorgfältig erwogen
und geprüft. Sie bieten jedoch keinen Ersatz für kompetenten medizinischen Rat.
Jede Leserin und jeder Leser ist für sein eigenes Handeln selbst verantwortlich.
Alle Angaben in diesem Buch erfolgen daher ohne jegliche Gewährleistung oder Garantie
seitens des Verlages oder der Autoren. Eine Haftung der Autoren bzw. des Verlages
und seiner Beauftragten für Personen-, Sach- und Vermögensschäden ist ausgeschlossen.

Econ ist ein Verlag der Ullstein Buchverlage GmbH
ISBN 3-430-11618-X
© Ullstein Buchverlage GmbH, Berlin 2005
Alle Rechte vorbehalten.
Gesetzt aus der Stempel Garamond und Univers
bei LVD GmbH, Berlin
Druck und Bindung: Offizin Andersen Nexö Leipzig GmbH
Printed in Germany

INHALT

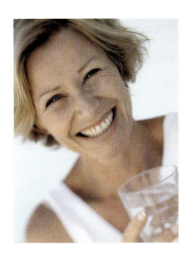

9   Vorwort
    Well-Aging – Aging at its best

Länger leben – jung bleiben

13 Es liegt nicht alles an den Genen
16 Aminosäuren – die Ursubstanz des Lebens
18 Well-Aging beginnt mit 35

20 Die unheile Welt der Hormone
23 Was die Zellen jung hält
23 Wo unsere Energie herkommt
25 *Kohlenhydrate*
26 *Fette*
26 *Fettsäuren*
28 *Proteine*

POWERSTRATEGIE NUMMER 1

Aminosäuren auffüllen

33 Aminosäuren – Grundbausteine des Lebens
34 *Arginin – ein natürliches Viagra*
36 *Histidin – der Helfer in der Not*
38 *Lysin – der Knochenpfleger*
39 *Methionin – der rastlose Vagabund*

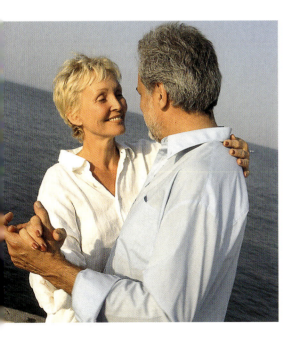

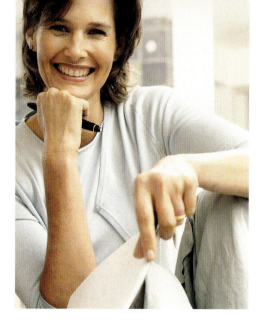

POWERSTRATEGIE NUMMER 2

Bewegung, Bewegung, Bewegung

42	*Phenylalanin – die körpereigene Schokolade*
43	*Threonin – die graue Eminenz*
45	*Tryptophan – der Schlüssel zu heiterer Gelassenheit*
48	*Valin, Isoleuzin und Leuzin – die Bodyguards*
50	*Glyzin – klein aber fein*
52	*Serin – der Manager der Zellmembranen*
53	*Tyrosin – für konzentrierte Aufmerksamkeit*
56	*Asparagin und Asparaginsäure – die Arbeiter im Kraftwerk*
58	*Cystein – der Saubermacher*
60	*Glutamin, Glutaminsäure – wichtig für Körper und Geist*
61	*Alanin – der brave Träger*
62	*Prolin – die Stütze für fast alles*
64	*Taurin – der Stabilisator*
65	*Ornithin – für die innere Entschlackung*
66	*Citrullin – noch ein Entgifter*
68	Tabelle: Hitliste der Aminosäuren

79	Die automatisierte Lust
82	Geben Sie Ihrem Körper, was er braucht
83	Mensch, beweg dich
84	Der 100-Prozent-Vitaltonus
86	Die Minimalanatomie für 100 Prozent Muskeln
86	*Das Becken*
87	*Die Sitzbeinhöcker*
88	*Das Schambein*
88	*Das Steißbein*

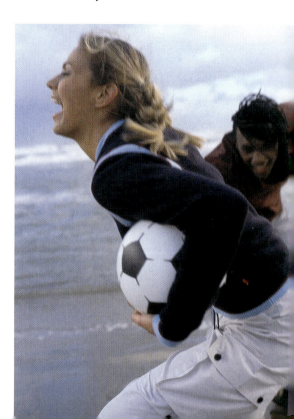

88	*Das Kreuzbein, die Kreuzbeingelenke*
89	*Die Beckenbodenmuskulatur*
91	*Die Vernetzung*
91	*Die Wirbelsäule, Aufspannung*
92	*Grundtonus*
92	*Fußhaltung*
93	*Den Brustkorb aufrichten*
93	*Die Schultern richtig setzen*
93	*Kopf hoch, Kronenpunkt*
93	*Pulsieren*

94 Das 100-Prozent-Muskelprogramm

96	Lebendiges Atmen
97	**Gruppe 1 – Dynamisch atmen**
97	*Grundatmung*
97	*Wirbelsäulenatmung*
98	*Diagonalatmung*
100	**Gruppe 2 – Das Workout**
100	*Hochturm*
103	*Armtwist*
106	*Steilhang*
108	*Ausfallschritt vernetzt*
110	*Kopfunter (Kniesehnendehnung)*
112	*Powerpliés*
113	*Megastretch*
114	*Albatros*
116	*Dynamoliegestütze*
118	*Hängebrücke*
120	*Langbeinschraube*
121	*Turbobauch*
123	*Dreieck*
125	**Gruppe 3 – Alltag kreativ**
125	*Im Sitzen*
126	*Hochsitz*
127	*Berg und Tal*
129	Powertipps
130	*Im Stehen*
132	*Im Gehen*

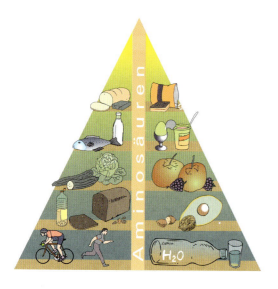

149 Die gute Nachricht zuletzt
150 Tabelle: Aminosäurengehalt, Glykämischer Index, Glykämische Last verschiedener Nahrungsmittel

158 Literaturverzeichnis
158 Literaturhinweise
158 Bildnachweis
159 Sachwortregister

POWERSTRATEGIE NUMMER 3
Essen Sie gut

136 Von Atkins-, Mittelmeer- und anderen Diäten
139 Die neue Ernährungspyramide
140 Index contra Last

142 Aminosäurengehalt der Nahrungsmittel
142 *Backwaren*
143 *Obst, Früchte*
144 *Für den süßen Zahn*
145 *Gemüse*
146 *Eiweißhaltige Nahrung*

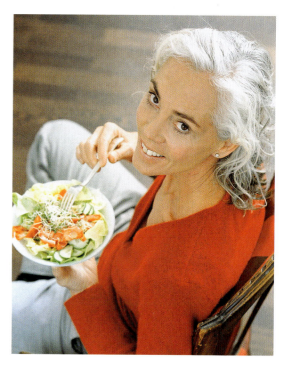

Vorwort

Well-Aging – Aging at its best

Älterwerden ist eine unabänderliche Tatsache. Der Kalender hakt Jahr um Jahr ab, egal, ob wir unsere Geburtstage aus vollem Herzen oder mit der Zeit immer zögerlicher feiern – wir können daran nichts ändern.

Aber wie dieses Älterwerden passiert, liegt zu einem gut Teil in unserer Hand. Natürlich gibt es zahlreiche Möglichkeiten der Fassadengestaltung. Das ist durchaus legitim und eine Möglichkeit – es soll aber nicht Thema dieses Buches sein. Vorbeugen ist besser als reparieren, heißt die Devise, obwohl dies in unserem Gesundheitssystem leider wenig Niederschlag findet. Anders als übrigens im alten China. Dort wurden Ärzte so lange bezahlt, wie der Patient oder, genauer gesagt, der Noch-nicht-Patient, gesund blieb. Also war das Interesse entsprechend groß, die Menschen bei guter Gesundheit zu halten.

Und schließlich hat das Alter per se ja nicht nur Nachteile. Man ist weiser geworden, im guten Sinn, man wird nicht mehr so durch alle Emotionen gebeutelt, steht also im besten Sinne über den Dingen. All dies sind gute Gründe, den Zustand in gewisser Weise sogar zu genießen. Ein nützlicher Wegweiser dahin soll unser Buch sein.

Viele Menschen sind es leid, in Form von Anti-Aging letztlich gegen die Natur anzutreten. Well-Aging heißt unser Motto, das heißt zu seinem Älterwerden zu stehen und dabei aber unsere wesentlichste Ressource, nämlich unseren Körper, bestmöglich in Schuss zu halten. Als Anregung und Hilfestellung dazu ist unser Buch gedacht.

Jürgen Spona

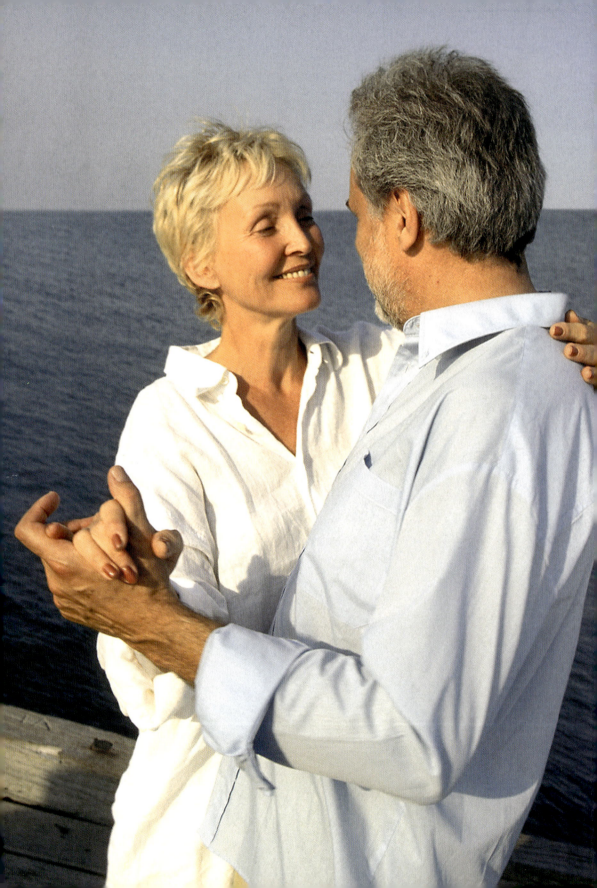

Länger leben – jung bleiben

SIE UND WIR, *wir können 100 werden. Die Wahrscheinlichkeit dafür nimmt zu. In einem Tempo, das selbst Nostradamus und Jules Verne nicht für möglich gehalten hätten.*

Wie Sie und wir 100 werden, können wir heute bestimmen: körperlich und geistig fit, vital, lebensfroh. Oder verbraucht an Geist und Leib. »Die Menschheit altert in unvorstellbarem Ausmaß. Wir müssen das Problem unseres eigenen Alterns lösen, um das Problem der Welt zu lösen«, ist die Kernaussage von Frank Schirrmacher in »Das Methusalem-Komplott«. Wir können das Problem umdrehen in eine der größten und lohnendsten Herausforderungen der Menschheit.

Dieses Buch ist die Einladung an Sie, Ihre ureigene Evolution zu gestalten. Aktiv zu gestalten. Bestimmen Sie jetzt, wie Sie in 10, 20 oder 40 Jahren sein möchten. Schließen Sie heute die wichtigste Lebensversicherung ab, mit sich selber, investieren Sie in das Projekt Gesundheit. Es ist eine Anlage mit garantierter Rendite: Körper und Geist geben Ihnen alles hundertprozentig zurück. Treiben Sie Raubbau, besteht die Quittung aus Krankheiten, Beschwerden, Schmerzen, aus »Altersdeformationen« und »Verschleißerscheinungen«. Behandeln Sie Ihren Körper und Ihren Geist gut, sind Wohlbefinden, Gesundheit und Lebensfreude die Dividende.

Unsere Großeltern wurden von einem »plötzlichen Altwerden« überrascht. Zwischen 1900 und 2000 verdoppelte sich die Lebenserwartung nahezu von 49 auf 78 Jahre. Wer heute 100 ist, wurde vom Leben überrumpelt. Geistig und körperlich, weder Haut, Knochen, Geist waren darauf vorbereitet. Wir haben die grandiose Möglichkeit, uns zu wappnen. Wir haben die Freiheit, jetzt zu bestimmen, wie wir alt werden möchten. Und wir haben die Verantwortung, ein paar Ausreden aufzugeben. Keiner von uns kann mehr sagen: »Ich konnte doch nicht wissen, dass ich so alt werde.«

Wir wissen, dass wir alt werden können. Wir wissen auch, dass wir sehr unterschiedlich alt werden können. Sehen Sie sich in Ihrem Umfeld mal um, in der Politik, in der Kunst, Literatur, Theater, Musik, im Showbusiness. Da treffen Sie 80-jährige Männer und Frauen, die wirken wie höchstens 60 und sehen auch so aus, die sind vital und lebensfroh, an allem interessiert, offen und zugetan. Neben ihnen wirken Gleichaltrige wie 120.

Viele 60-jährige Frauen und Männer sehen aus wie 40 und leben wie 30, sind voll im Saft, arbeiten, lernen, lieben wie 30-Jährige. Neben ihnen wirken Gleichaltrige wie 80.

Was lässt den einen mit 90 jung sein, die andere mit 30 schon alt? Die Gene? Ja, klar, sie sind die Grundausstattung. Aber nicht entscheidend. Jeder kennt

Beispiele, wie einer mit »schlechten Genen« gesund blieb und alt wurde, ein anderer mit »guten Genen« in jungen Jahren chronisch erkrankte.

Die eine denkt jung, der andere denkt alt. Der eine handelt jung, die andere handelt alt. Zugegeben, das ist eine Binsenwahrheit, aber sie deckt sich mit der Erfahrung. »Ach, das lohnt sich in meinem Alter doch nicht mehr«, sagte vor kurzem eine 28-jährige Frau, als sie erfuhr, wie sie ihrem Körper die ersten Verfallserscheinungen abgewöhnen kann. »Training der Tiefenmuskulatur! Toll, das mache ich«, sagte dagegen die 93-Jährige, »dann wird's doch noch mal mit dem Tangotanzen.« Es wurde noch etwas mit dem Tango mit 94. Die 28-Jährige fand das Training viel zu anstrengend. Irgendwann, wahrscheinlich in naher Zukunft, kriegt sie Arthrose, wahrscheinlich am Hüftgelenk. Ein Orthopäde wird ihr mit Vergnügen ein künstliches Gelenk einsetzen. Physiotherapie. Nach zwei Jahren Folgeschaden am Knie. Operation. Physiotherapie. Nach einem Jahr Folgeschaden an der Lendenwirbelsäule. Therapie. Schmerzmittel. So, wie das kranke Gesundheitssystem heute funktioniert, zahlen Sie und wir mit. Auf die Gefahr hin, dass Sie uns das Buch jetzt gleich am liebsten um die Ohren hauen: Gesundheitsvorsorge kann nicht Sache der Politik sein, kann nicht Sache der öffentlichen Hand sein. Gesundheitsvorsorge liegt in Ihrer Verantwortung. Sie haben auch den Nutzen. Voll und ganz.

Prävention ist sexy, macht sexy, hält sexy.

Es liegt nicht alles an den Genen

Was für Bilder löst das Schlagwort Anti-Aging bei Ihnen aus? Wildgewordene 70-jährige Testosteronbomben im Männerformat, die am Strand von Malibu einen auf Schwarzenegger machen? Haartransplantiert und braungebrannt? Eine 19-jährige Frau mit Silikonattrappe auf Busenhöhe im Arm? Die 75-jährige Schauspielerin, die ihre Perücke tief ins Gesicht ziehen muss, um die Narben von den vielen Schönheitsoperationen zu verdecken? Die von der Kraft der Hormone schwärmt, die sie sich regelmäßig spritzen lässt? Die Freundin, die Sie nach dem Facelifting nicht wieder erkennen? Die Berufsschöne, die in den Hochadel einheiratet und sich Schlauchbootlippen spritzen lässt? Oder die Königin von Dingsda, die ihre Mundwinkel auch bei der Beerdigung des Prinzen von XY nicht kontrollieren kann, weil sie zum ewigen Lächeln hochgezurrt und für immer festgenäht sind?

Nein. Darum geht es nicht. Im Gegenteil. Well-Aging handelt von Gesundheit, Wohlbefinden. Well-Aging bedeutet Kraft, Lebensfreude, Energie. Well-Aging ist die Grundlage für Freude am Leben, Freude an Bewegung, Freude am Jungsein.

> **Well-Aging** beginnt im Kopf.
> **Well-Aging** ist ein Ja zum Leben.

Die beliebteste Ausrede ist zugleich die untauglichste: »Ich bin ja kerngesund. Da brauche ich keine Vorsorge.« Je früher Sie Geist, Seele und Körper auf Well-Aging programmieren, umso besser. Umso größer der Effekt. Umso intensiver die Wirkung. Umso leichter die Motivation. Zugegeben, beweisen können wir das nicht. Prävention ist leider nicht quantifizierbar. Wir können Ihnen keine Fotos liefern, wie gesund oder ungesund Sie in 20 Jahren mit oder ohne Prävention sein oder nicht sein werden. Sie haben in Ihrer Familie, Ihrem Freundeskreis, Ihrem beruflichen Umfeld genügend Beispiele dafür, wie bei scheinbar absolut gesunden Menschen das Gleichgewicht plötzlich kippt, von einem Tag auf den anderen, und es nur noch bergab geht.

»Ich bin noch so jung und so gesund, es reicht doch, wenn ich mit 60 anfange.« Ausrede Nr. 2 auf der Hitliste. Es ist natürlich prima, wenn Sie mit 60 Altersplanung machen. Vorausgesetzt, Sie haben sich auch vorher einigermaßen gesund ernährt, die Vorsorgeuntersuchungen ernst genommen und sich regelmäßig bewegt, so bringt das auch etwas. Wenn Sie bis 60 rauchen, trinken, essen, was fett und süß ist, als einzigen Sport die Fernbedienung des Fernsehers stemmen, so lügen Sie sich in die eigene Tasche. Das ist zwar auch Ihr gutes Recht, aber bitte dann nicht jammern. Und es ist in diesem Falle unserer Ansicht nach einfach nur ungerecht, wenn Sie erwarten, dass Krankenkassen oder Versicherungen für die Folgeschäden aufkommen.

Der Well-Aging-Plan beginnt idealerweise mit 35. Da fängt der Körper heute mit dem Abbau an. Kein Wunder, vor 100 Jahren war ein 35-jähriger Mensch schon alt. Vor 1000 Jahren uralt. »Man hat nie prähistorische Skelette von Menschen gefunden, die älter als 50 Jahre geworden waren. Die menschliche Lebenserwartung betrug 99,9 Prozent der Zeit, die wir diesen Planet bewohnt haben, 30 Jahre. Jetzt müssen wir innerhalb einer einzigen Generation einhunderttausend Jahre alte Prägungen unseres Körpers und unserer Kultur überwinden«, schreibt Frank Schirrmacher in seinem Bestseller »Das Methusalem-Komplott«. Die Evolution des

Körpers braucht mehr Zeit als der menschliche Geist, sich anzupassen und uns entsprechend umzubauen.

Biologen bestätigen, dass wir diese Evolution durch Bewusstsein und Bewusstheit beschleunigen können. Betonung auf können: Die Formel für die Evolutionsbeschleunigung ist leider noch nicht gefunden.

Die Formel für die Verlangsamung des Alterungsprozesses Ihres Körpers halten Sie mit diesem Buch selbst in Ihrer Hand.

Das Well-Aging-Trio potenziert sich gegenseitig in der Wirkung. Die Aminosäuren spielen die zentrale Rolle: Ein Körper, der ausreichend mit allen lebensnotwendigen Aminosäuren versorgt ist, hat einen optimalen Stoffwechsel, kann jederzeit selber die Junghaltehormone herstellen, die er braucht – oder möchte, bewegt sich gern, lustvoll und freiwillig, hält Haut, Haar, Knochen, Muskeln gesund und elastisch, unterstützt alle Organe ideal in ihrer Wechselwirkung. Hier die kühne Behauptung: Aminosäuren halten, was die Hormon- und Vitaminpäpste versprechen: Sie bewahren dem Gehirn und dem Körper die Spannkraft, sie produzieren Energie, Lebenskraft, sie sind verantwortlich für sexuelle Lust und gute Laune. Und zwar garantiert ohne Risiken und unangenehme Nebenwirkungen.

- Aminosäuren – die Bausteine aller Proteine und wichtiger Hormone

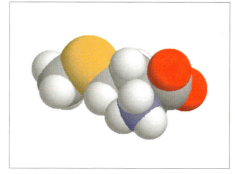

- Bewegung aus der Tiefenmuskulatur

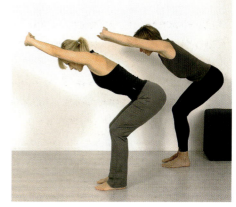

- Ernährung mit glykämisch wenig belastenden Nahrungsmitteln

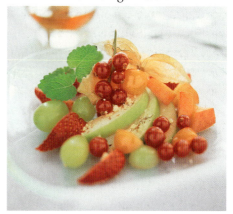

Aminosäuren – die Ursubstanz des Lebens

Was hält die Welt im Innern zusammen? Was ließ Leben auf unserem Planeten entstehen? Was macht die Vielfalt der irdischen Schöpfung möglich? Heerscharen von Biowissenschaftlern gehen dieser Frage nach. Und immer öfter stoßen sie auf die – Aminosäuren. Chemische Experimente an der renommierten Carl-von-Ossietzky-Universität in Oldenburg mit Meteoriten, die vor Milliarden von Jahren auf die Erde fielen, führten zu überraschenden Ergebnissen: Hohen Temperaturen ausgesetzt, wie sie »am Anfang der Welt« geherrscht haben mussten, zerlegten sich die Meteoriten, es entstanden neue, kristalline Verbindungen – Aminosäuren. Professor Dr. Henry Strasdeit, der die Arbeitsgruppe leitete, ließ sich im »Chemistry – European Journal« (Jahrgang 2001, Bd. 7, S. 1133–1142) zitieren, es sei denkbar, dass Aminosäuren die »Ursubstanz« des Lebens bildeten. Wenn sich die Theorie nicht beweisen lässt, so unterstreicht sie doch die Relevanz von Aminosäuren.

Wichtig für Ihren Körper, Ihre Gesundheit, Ihr Wohlbefinden: Hat Ihr Körper alle Aminosäuren in möglichst ausgegli-

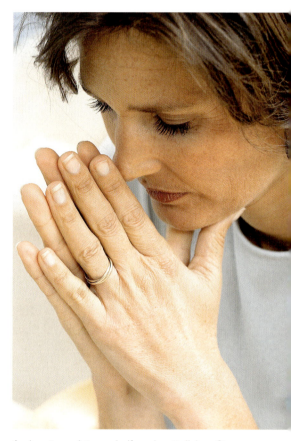

Aminosäuren können helfen, den täglichen Stress zu reduzieruen.

chener Menge und Mischung zur Verfügung, so kann er alles herstellen, was er zum guten Leben braucht. Enzyme, Vitamine, Proteine, Hormone …

Die eigentliche Herausforderung ist die Menge: Der moderne Mensch bekommt über die Nahrung nicht mehr genug Aminosäuren für sein erregungsreiches Leben, schon gar nicht für 100 Jahre.

Um das zu verstehen, brauchen wir noch einmal den Vergleich mit der Steinzeit. Ein »moderner« Mensch, der im Auto zur Arbeit fährt, im Büro meist am Computer sitzt, abends im Restaurant, im Kino oder vor dem Fernseher, braucht pro Tag ungefähr den Energiewert von 2500 Kilokalorien. Er ist aber den ganzen Tag in einem angespannten Erregungszustand. Um diese ununterbrochene Erregung körperlich zu bewältigen, würde er eigentlich die Aminosäuren aus 6000 oder gar 10 000 Kalorien brauchen – brutales Weckerklingeln statt sanftes Wachkitzeln durch die aufgehende Sonne, eine Zeitung voll schlechter Nachrichten zum Kaffee, Berufsverkehr, Stau, kein freier Parkplatz, der unzufriedene Kunde am Telefon, der die Ware zurückschicken will, die Mitarbeiterin krank, der große Auftrag platzt im letzten Moment, der Sohn kifft auf dem Schulhof und wird erwischt, die Ehefrau spricht von Scheidung, die Tochter hat einen Autounfall, die Katze ist verschollen, die Heizölpreise steigen, die Steuern ebenso, die Kurse der Aktien fallen, die Weltnachrichten sind einfach nur deprimierend, der TV-Krimi geht richtig an die Nieren – jede dieser »ganz normalen« Situationen löst im Körper die Stresshormone für die zwei Steinzeitklassiker Flucht oder Angriff aus, das System wird mit Hormonen aus der Hirnanhangsdrüse und Nebenniere (ACTH, Kortisol und Adrenalin) überschwemmt. Der moderne Mensch greift den Säbelzahntiger nicht an, flieht auch nicht vor ihm, er bleibt an seinem Pult. Er bleibt buchstäblich auf seinen Stresshormonen sitzen. Auf die Dauer – wir sprechen von 100 Lebensjahren – eine fatale Kombination, die für die meisten so genannten Zivilisationskrankheiten verantwortlich ist. Dauerstress. Unterschwellig. Niederschwellig. Längst zur Gewohnheit geworden. Bluthochdruck, Arteriosklerose, Herzkranzgefäß-Erkrankungen, Angina Pectoris, Herzinfarkt, Schlaganfall, Stoffwechselerkrankungen, allen voran Diabetes, erhöhter Cholesterinspiegel, Arteriosklerose, Burnout-Syndrom, Depressionen. Der so genannte oxidative Stress durch freie Radikale ist auch an der Entwicklung einiger Krebsarten beteiligt.

Aminosäuren, gezielt verabreicht, helfen, diesen konstanten, alltäglichen Stresspegel zu managen und gesund zu bleiben. Und in Verbindung mit Bewegung entfaltet sich die Wirkung der Aminosäuren am besten.

Stress hatte der Steinzeitmensch auch. Einfach weniger oft. Ein Mensch, der vor 4000 Jahren von Hand Holz suchte, Feuer machte, von Hand jagte, fischte, Gräser, Wurzeln, Beeren sammelte, der immer unterwegs war, auf der Suche nach Unterschlupf, Schutz, Nahrung,

Wasser, dieser Mensch verbrauchte spielend 6000 oder mehr Kalorien. Mit diesen garantiert biologisch-dynamischen Kalorien konnte der Vorfahr seinen Bedarf an »Werkstoffen« decken – auch wenn er vor einem Unwetter flüchten musste oder mit List das Mammut erlegte!

Well-Aging beginnt mit 35

Aus der Steinzeit ist uns der relativ frühe Abbau unseres Körpers geblieben – die Zellen sind noch nicht automatisch auf 100 Jahre jung programmiert, sondern zeigen schon mit 35 Ermüdungserscheinungen – wenn wir nichts dagegen tun.

Ab 35

- brauchen Ihre Muskeln Stimulans von außen. Wer trainiert, schläft gut und steigert durch beides die körpereigene Produktion von Wachstumshormon, und die sind die beste Unterstützung, um Muskelmasse, Kraft, Beweglichkeit, Ausdauer zu halten oder zu steigern. Werden die Muskeln vernachlässigt, so bauen sie ab. Anatomisch und physiologisch sinnvoll eingesetzte Muskeln »nähren« auch die Sehnen, das Bindegewebe und die Knochen.
- wird die Haut durstiger. Das Kollagen, der Kittstoff für die Hautzellen, erneuert sich langsamer. Die Haut verliert ihre Prallheit, kann weniger Feuchtigkeit speichern, wird trockener, entdeckt die Fähigkeit, Fältchen zu entwickeln. Sauerstoff, Ernährung, ausreichend Feuchtigkeit und Aminosäuren verlangsamen den Prozess.
- freut sich der Damenfriseur: Er darf Frauenhaaren die Farbintensität aus der Tube verstärken. Der Herrenfriseur freut sich nicht, wenn er sieht, dass er einen Stammkunden demnächst an die Glatze verliert … Die Produktion des Farbpigments Melanin, das aus den Aminosäuren Tyrosin oder Dopa gebildet wird, wird geringer. Das Haar wird allmählich grau. Die Blonden sind einmal mehr im Vorteil: In dunklen Haaren fallen die »ersten Grauen« stärker auf als in hellen.
- wollen Knochen und Knorpel genährt werden – Eiweiß, Kalzium, Muskelaktivität sind ihre besten Freunde.
- werden Zähne und Zahnfleisch dankbar für gute Pflege. Gewöhnen Sie sich an die Zahnseide und den Zungenschaber, es lohnt sich.
- hören Sie immer öfter nur das, was Sie hören möchten. Denn die Haarzellen des Innenohres dünnen aus. Die Töne werden nicht mehr immer ganz präzise zum Hörnerv geleitet.

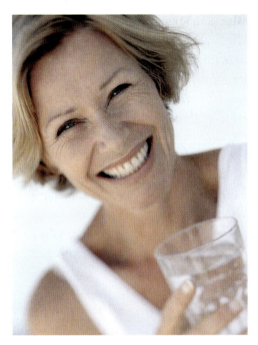

Verwöhnen Sie sich und Ihre Organe mit mindestens zwei Liter Flüssigkeit täglich.

- will das Hirn nicht mehr alles unbesehen verarbeiten und speichern, was Sie ihm zumuten. Gewohnheiten und Langeweile machen es träge. Umso vitaler reagiert es auf Erregungen aller Art. Erweitern Sie Ihre Interessen, lassen Sie sich auf Neues ein, trauen Sie sich. Geistige Wachheit und »Gehirnjogging« färben die grauen Zellen bunt.
- sind Herz und Gefäße dankbar für Aufmerksamkeit beim Essen und Trinken, damit das Cholesterin keine Ablagerungen verursacht. Bewegung und Lebensfreude sind die besten Freunde von Herz, Kreislauf, Blutdruck.
- lechzen die Nieren und Harnorgane nach dem Extraglas Wasser – und nach Training für den Beckenboden.
- läuft die Testosteronproduktion nicht mehr auf Hochtouren. Das hat auch Vorteile. Den Nachteil der verlangsamten Erregungs- und Erektionskurve können Aminosäuren, Beckenbodentraining und Fantasie mildern.
- werden weniger Verdauungsenzyme in der Bauchspeicheldrüse produziert, was durch Aminosäuren einfach ausgeglichen werden kann.
- stellt der Verdauungstrakt auch mal Ansprüche und steckt nicht einfach alles weg, was Sie ihm zumuten. Der Darm wird empfindlicher und meldet Ihnen unmissverständlich, was er mag, was nicht. Hören Sie auf ihn (wie, sagen wir Ihnen im Kapitel Ernährung). Der Magen produziert weniger Verdauungsenzyme (»Säure«).
- spricht Ihr Körper eine klare Sprache, wenn Sie ihm zu viel zumuten: Müdigkeit, Schlafprobleme, Antriebslosigkeit, Verstimmung, häufige Infekte sind erst mal harmlose Warnsignale, Botschaften des Körpers, mit der Bitte, ihn doch als gleichberechtigten Partner zu behandeln und auf ihn zu hören.
- produziert die Schilddrüse weniger ihrer Hormone, das kann den Stoffwechsel verlangsamen. Theoretisch nimmt der Kalorienbedarf pro Jahr um ein Prozent ab, aber nicht bei Ihnen, Sie bewegen sich ja mehr.

Die unheile Welt der Hormone

Wien vor sechs Jahren. Es ist der erste schöne Frühlingstag, ein Sonntag. Die Sonnenstrahlen locken Spaziergänger auf die Ringstraße. Ich hole meine Frau Ingrid von einem internationalen Seminar ab. Sie stellt mir Alan vor, einen der Referenten, und berichtet über interessante Vorträge. Akupressur war eines der Themen. Ingrid hat ihre allgemeinmedizinische Praxis vor einem Jahr verkauft. Sie besucht seither Kurse über Homöopathie, Traditionelle Chinesische Medizin (TCM) und Akupunktur.

Alan ist Mitte 30 und Heilpraktiker. Er berichtet über seine Erfahrungen mit komplementären Methoden bei Erkrankungen, für die der Schulmedizin die Antwort fehlt. Er erzählt von Kindern mit Muskeldystrophie, einer angeborenen, unheilbaren Art von Muskelschwund, die er mit Aminosäuren behandelt. Mit dieser Behandlungsmethode, so berichtet Alan, könnten die Kinder siebzig bis achtzig Prozent der Leistungsfähigkeit normal entwickelter Kinder erreichen. Das lässt mich aufhorchen. Aminosäuren – davon habe ich in meinem Studium etwas gehört. Ich weiß, im Sport verwendet man sie zur Leistungssteigerung. Bodybuilder nehmen sie zum Muskelaufbau.

Wenn sich eine so schwere Krankheit wie diese genetisch bedingte Fehlentwicklung der Skelettmuskulatur durch die Einnahme von gezielten Aminosäuren verbessern ließ, müssten sich auch leichtere Befindlichkeitsstörungen positiv beeinflussen lassen.

Das Thema ließ mich fortan nicht mehr los.

Der Denkanstoß kam genau zur richtigen Zeit. Ich war, wie meine Frau, auf der Suche nach einer neuen beruflichen Herausforderung. Was ich mir zum Ziel gesetzt hatte, war erreicht. Nach meinem Chemiestudium war ich zwei Jahre an den renommierten amerikanischen Universitäten Princeton und Cornell, danach hatte ich das Hormonlabor an der Frauenklinik der Medizinischen Universität in Wien aufgebaut, war der jüngste nichtklinische Professor und leitete ein Ludwig-Boltzmann-Institut. Seit mehr als zwei Jahrzehnten hatte ich mich mit Hormonen beschäftigt.

Die Idee, die Beschwerden während der Wechseljahre durch Zuführung der Sexualhormone Östrogen und Progesteron zu lindern oder gar ganz und gar zu verhindern, schien genial. Jeder aufgeklärte Gynäkologe empfahl seinen Patientinnen möglichst früh ein Hormonersatzpräparat, damit es gar nicht zu einem Abbau kommen konnte. Die lückenlose Versorgung mit Hormonen galt als die Lösung. DHEA, die Vorstufe des Powerhormons Testosteron, wurde in den Frauenzeitschriften hochgejubelt. Ewig jung, ewig schön, ewig sexy, Frauen, die aus Skepsis auf das »Wunder des 20. Jahrhunderts« verzichteten, wurden mitleidig belächelt.

Was für Frauen so großartig funktionierte, musste auch den Männern helfen. Die Andropause wurde »erfunden«, die Wechseljahre des Mannes. Die Hormone wurden zur Lifestylemedizin. Reportagen aus Kalifornien zeigten Männer, die mit 70 aussahen wie 40 und berichteten, sie seien besser drauf als mit 30, auch sexuell, weil sie sich Testosteron und das Wachstumshormon HGH spritzen ließen. Hormone avancierten zum Geheimtipp der Anti-Aging-Kliniken, die wie Pilze aus dem Boden schossen.

Für die Hormon-Ersatztherapie bei der Frau gibt es mittlerweile zahlreiche Studien und Anwendungsbeobachtungen, die berühmteste davon ist die so genannte »1-Million-Frauen-Studie«[1] Sie bestätigte, was andere Untersuchungen schon vermuten ließen:

---

1 »Breast Cancer and hormone-replacement therapy in the Million Women Study, Million Study Collaborators, The Lancet, Vol. 362, August 9, 2003, p. 419–427.

Hormone können die Entstehung von Krebstumoren beeinflussen. Bei Frauen, die während der Menopause Hormone gegen ihre Beschwerden schlucken, steigt das Risiko, an Brustkrebs zu erkranken, Probleme mit Herz-Kreislauf und der Gallenblase zu bekommen. Die Resultate sind so eindeutig, dass die Langzeitstudie vorzeitig abgebrochen wurde.

Meine Hormonwelt war nicht mehr heil. Alans Schilderungen öffneten mir ein neues Fenster: Was wäre, wenn dem Körper in Wechselzeiten, aber auch in Zeiten von Stress und Überanstrengung, bei chronischen Krankheiten und allgemein zur Leistungssteigerung Aminosäuren zugefügt werden können, damit er sich die Hormone, die er braucht, selber herstellen kann? Absolut sicher, ganz ohne Risiken und Nebenwirkungen? Das Thema ließ mich nicht mehr los. Von Ingrid weiß ich, dass sechzig Prozent der Patienten in ihrer früheren Praxis über Müdigkeit, Schlafstörungen, Konzentrationsprobleme, Antriebslosigkeit und depressive Verstimmungen klagten. Die Schulmedizin hat keine nachhaltige Lösung für dieses diffuse chronische Unwohlsein.

Es musste doch möglich sein, die Aminosäuren im Blut eines Menschen zu messen, um aufgrund dieser Analyse die fehlenden Aminosäuren in der richtigen Mischung und Menge individuell zu mischen.

Zwei Jahre und viele Selbstversuche später hatte ich den Beweis: Jeder Mensch hat sein ureigenes Aminosäurenprofil. Dieses individuelle Profil kann aus dem Blut analysiert werden. Es zeigt wie ein Fingerabdruck das persönliche Muster – und eben auch die persönlichen Mangelerscheinungen. In diesem einmaligen Aminogramm werden Defizite und Grundlagen für mögliche Erkrankungen lange vor ihrer Manifestation sichtbar. Durch den individuellen Aminomix können Defizite ausgeglichen werden, die körpereigene Immunabwehr wird unterstützt, die Entstehung von oxidativen Prozessen durch freie Radikale gestoppt. Ein maßgeschneidertes Konzept, vital und logisch … Vitalogic heißt denn auch meine Vertriebsfirma.

Der Ablauf ist einfach: Die Klientin, der Klient lässt sich in einem medizinischen Labor oder vom Hausarzt Blut abnehmen, das wird eingefroren und nach Wien in mein Labor geschickt. Hier wird das Blut analysiert, aufgrund dieser Analyse wird die persönliche Aminosäurenmischung hergestellt, mit den besten Aminosäuren, die sich für Geld kaufen lassen. Die besten Rohstoffe kommen derzeit aus China. Aminosäuren werden aus natürlichen Materialien gewonnen. Die am häufigsten verwendete Methode ist die Fermentierung oder Gärung. Eine Methode, die auch zum Bierbrauen eingesetzt wird. Ein Sirup aus Rohr- oder Rübenzucker wird mit speziellen Mikroorganismen versetzt. Dabei entstehen Aminosäuren in kristalliner Form. Sie werden aus dem Fermentgemisch extrahiert und gereinigt.

Ältere Methoden verwenden als Ausgangsmaterial Eiweißstoffe, gewonnen zum Beispiel aus Entenfedern, die entweder mit Säuren – meistens Salzsäure – oder Enzymen zu Aminosäuren gespalten werden. Die Fermentierungsmethode setzt sich aber zur Herstellung pharmazeutisch reiner Aminosäuren durch. Qualitativ hochwertige Aminosäureprodukte haben ihren Preis, deshalb Vorsicht beim Kauf von Billigprodukten im Sportstudio oder im Internet-Store, verunreinigte Produkte können sich negativ auf den Stoffwechsel auswirken.

Was die Zellen jung hält

Am Anfang allen Lebens steht die Aminosäure. Aus ihr baut sich der menschliche Körper den wichtigsten Lebensstoff nebst dem Wasser: das Eiweiß. Herz, Hirn, Haut. Lunge, Leber, Lippen. Muskel, Magen, Mark. Jedes Gewebe, jedes Organ, jede Zelle baut sich nach dem genetischen Konstruktionsplan aus Aminosäuren selber auf. Aminosäuren sind der Grundstoff für Enzyme. Für Proteine. Für Hormone. Für Abwehrstoffe.

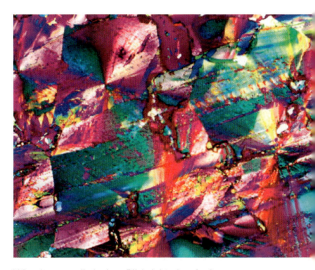

Wie ein surrealistisches Bild sieht eine Aminosäure unter dem Mikroskop aus.

Kniebeugen, Kopfzerbrechen, Kuchenbacken. Handschlag, Herzrasen, Hirnaktivität. Laufen, lieben, lernen – jede Funktion, jede Aktion braucht Aminosäuren als Treibstoff.

Umkehrschluss: Gesundheit fängt bei den Aminosäuren an.
- Aminosäuren tragen zur Energieproduktion in jeder einzelnen Zelle unseres Körpers bei. Sie unterstützen Entgiftungsprozesse.
- Sie helfen, die Folgen von oxidativem Stress abzubauen.
- Aminosäuren agieren als Gesundheitspolizei und hindern freie Radikale am Eindringen in die Zellwände.

Um Wichtigkeit, Wert und Wirkung von Aminosäuren zu verstehen, ist jetzt ein Ausflug zum Stoffwechsel angesagt. Er ist das Kennzeichen des Lebens schlechthin, er ist das, was einen lebenden Organismus ausmacht, unabhängig davon, ob es sich um ein hoch kompliziertes Lebewesen wie den Menschen oder um einen Einzeller handelt.

Wo unsere Energie herkommt

Alles Leben zeichnet sich durch eine gemeinsame »Organisationseinheit« aus: die Zelle. Eine Zelle mit all ihren Funktionen ist ein so komplexes Gebilde, dass sie allein bereits ein eigenständiges Lebewesen bilden kann. Bakterien sind dafür ein Beispiel: eine Zelle, ein Lebewesen. Der Mensch besteht aus mehr als 100 Billionen Zellen.

Je höher nun ein Lebewesen entwickelt ist, desto spezialisierter sind die Zellen – manche sind für die Verdauung zuständig, andere für den Transport von Sauerstoff, um nur einmal zwei Beispiele herauszugreifen.

Eines ist allen Zellen gemeinsam: Sie befinden sich in einem ständigen Aufbau, Umbau und Abbau und sind daher auf eine kontinuierliche Energiezufuhr angewiesen, um ihre Aufgaben erfüllen zu können. Schon allein das Aufrechterhalten unserer Körpertemperatur erfordert einiges an Kraftstoff. Diese Energie wird dem Zellstoffwechsel in Form von Eiweiß, Fetten und Kohlenhydraten zur Verfügung gestellt.

Enzyme sind die wichtigsten Hilfsarbeiter des Stoffwechsels. Kommt ein Bissen Nahrung in Ihren Mund, schwemmt der Speichel die ersten Enzyme an, um mit Ihrer Kauarbeit die Kohlenhydrate aufzuspalten. Im Magen sind andere Enzyme und Salzsäure angesiedelt, die den Speisebrei in absoluter Schwerstarbeit in Peptide (kurze Eiweißketten) und Aminosäuren zerlegen. Ungefähr zwei Stunden nach einer Mahlzeit öffnet der Magen seine Pforte und gibt den gärenden Brei weiter in den Darm. Der Gallensaft eilt herbei, um mit Salzen die Schichtarbeit der Bauchspeicheldrüse zu unterstützen: Sie ist unter anderem auf die Verarbeitung von Fetten spezialisiert, spaltet und sortiert und verpackt, was ins Blut darf, um zu den Muskeln, zu Zellwänden oder, bei Überangebot, als Notvorrat auf die Hüften zu gelangen.

Der Dünndarm ist die Fabrik für Fruktose und Glukose. Fällt mehr an, als vom System gebraucht wird, kommt der Restzucker ins Blut, die Bauchspeicheldrüse kriegt den Befehl, ausreichend Insulin zu produzieren, um den Blutzucker in Zellen zu dirigieren. Im Dünndarm werden auch alle Vitamine, Mineralien, Spurenelemente aus der Nahrung extrahiert und dahin befördert, wo sie gebraucht werden, Kalzium in die Knochen, in die Haare und in die Haut, Magnesium ins Gehirn und in die Muskeln, Jod kommt in die Schilddrüse, die Vitamine reisen im Blut durch das ganze System, stellen sich jedem Organ, Herz, Lunge, Leber, Niere, Blase, Gebärmutter, Prostata, Auge, Haut, jedem Muskel, jeder Zelle zur Verfügung, um Infekte abzuwehren, Zellen bei ihrer Teilung und Erneuerung zu unterstützen … Vitamin C zum Beispiel reist zu den Zellwänden und wehrt tapfer freie Radikale ab, Coenzym Q10 liefert jeder Zelle Energie und schützt sie vor Oxidation. An dieser ge-

KOHLENHYDRATE

nialen Verdauungsmaschinerie hat sich seit der Steinzeit nichts geändert – aber wir haben den Speiseplan raffiniert und angereichert und verkünstelt. Auf Fertigprodukte, künstlich aromatisierte und gesüßte, mit chemischen Geschmacksverstärkern aufgemotzte »Nahrung« ist unser Körper nicht eingerichtet. Diese Kunstnahrung führt zur Überforderung des Systems, zu Kurz- und zu Fehlschlüssen. Es wehrt sich, produziert Enzyme im Überfluss, um Krankheiten abzuwehren – zu viel Enzyme im Blut dienen dem Arzt deshalb als Hinweis auf eine Entzündung im Körper.

Jetzt ein kurzer Ausflug zu den einzelnen Stoffklassen.

Kohlenhydrate

Das in der Natur am häufigsten vorkommende Kohlenhydrat ist Traubenzucker (Glukose). Er ist die zentrale Substanz im Kohlenhydrat-Stoffwechsel. Die Aufnahme von Glukose in die Zelle wird durch das Hormon Insulin geregelt. Ist zu wenig Insulin vorhanden, wird zu wenig Glukose in die Zelle eingeschleust, es bleibt zu viel davon im Blut. Auf Dauer ist die Folge Diabetes.

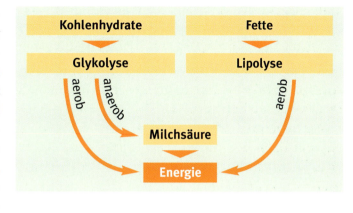

Bei dieser epidemisch zunehmenden Stoffwechselerkrankung fehlt der Zelle Glukose, sie hat nicht genügend Energie für die Nervenzellen, für das Gehirn oder die roten Blutkörperchen.

Glukose kann als Glykogen in Leber und vor allem in den Muskeln gespeichert werden. In dieser Form steht sie als Energiespeicher für die Muskelarbeit zur Verfügung. Wird sie zur Energiegewinnung benötigt, gibt es zwei Möglichkeiten: unter optimalen Bedingungen, das heißt, wenn ausreichend Sauerstoff vorhanden ist, wird diese Glukose bestmöglich ausgenutzt. Es gibt keine Rückstände, alles ist im Lot. Dieser Vorgang wird als aerobe Glykolyse bezeichnet.

Ganz anders verhält es sich bei der anaeroben Glykolyse: Da ist der Muskel überanstrengt, die Durchblutung reicht nicht aus, um genügend Sauerstoff zu liefern, Energie wird aber trotzdem benötigt. Jetzt ist die Sache nicht so rationell wie vorhin: Es wird erstens weniger Energie bereitgestellt und andererseits bleibt Laktat (Milchsäure) übrig. Das Ergebnis ist Muskelkater. Ausdauertraining besteht unter anderem also hauptsächlich darin, diesen Zustand der anaeroben Energiegewinnung möglichst hinauszuschieben.

Das Laktat kann über die Leber wieder in Glukose umgewandelt werden, allerdings viel langsamer als der umgekehrte Weg. Die Leber kann Glukose bei Bedarf auch aus anderen Substanzen herstellen – aus Aminosäuren.

Fette

Fette oder Lipide erfüllen für den Organismus ganz wichtige Aufgaben. Sie sind Bestandteile jeder Zellwand und bilden eine Art Zellpolizei. Sie entscheiden, welche Stoffe sie in die Zelle hineinlassen und welche nicht. Gehirn und Nervenzellen bestehen zu einem Großteil aus Fetten. Sie sind dort so wichtig, dass der Körper selbst in ganz großen Notzeiten nicht auf sie zurückgreift. Ein berühmter Vertreter dieser Lipide ist das Lecithin.

Aus Cholesterin, einem Fett, werden ebenfalls sehr wichtige Substanzen hergestellt. Zum einen die Gallensäuren, die der Körper benötigt, um Fette überhaupt verdauen zu können. Zum anderen braucht der Körper Cholesterin zur Produktion der Hormone aus der Nebenniere und den Keimdrüsen. Die Hormone der Keimdrüsen regeln Sexualität und Fortpflanzung, während die Nebennierenhormone einerseits die Ausscheidung von Wasser und Salz über die Niere und andererseits, mit ihrem Hauptvertreter Kortisol, den Stoffwechsel und die Anpassung des Organismus an Stress regeln.

Fette sind potente Energiespeicher. Dadurch, dass sie kein Wasser enthalten, können sie auf kleinem Raum viel Energie bunkern. Dies passiert in Form von Triglyceriden, das sind neutrale Fette, die in speziellen Zellen gespeichert werden. Im Notfall – und nichts anderes ist die selbst gewählte Hungersnot namens Diät für den Körper – werden diese Triglyceride in Glycerin und Fettsäuren gespaltet. Diese Bestandteile werden zur Leber transportiert, wo sie dann je nach Bedarf aufbereitet werden.

Fettsäuren

Zwei essenzielle Fettsäuren müssen dem Körper unbedingt zugeführt werden: die Linolsäure und die Alpha-Linolensäure. Beide können nur von Pflanzen gebildet werden, während alle anderen Fettsäuren auch im tierischen –

FETTSÄUREN 27

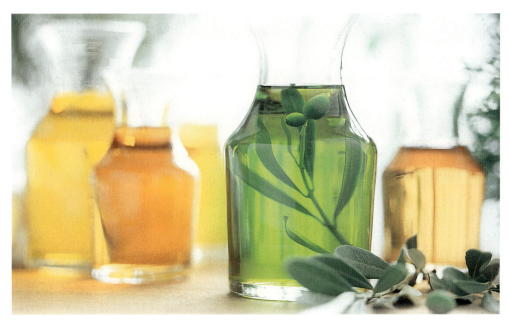

Olivenöl – das Gold des Mittelmeeres hält Sie gesund und fit bis ins hohe Alter.

also auch dem menschlichen – Organismus hergestellt werden können. Mangel an Fettsäuren äußert sich oft durch Hauterkrankungen und Allergien.

Es gibt drei Arten von Fettsäuren:
- mehrfach ungesättigte
- einfach ungesättigte
- gesättigte.

Die gesättigten Fettsäuren kommen in hohem Maße in tierischen Fetten vor. Das sind die Übeltäter, die den Cholesterin-Spiegel hochtreiben und Ablagerungen an den Gefäßwänden verursachen. Anders verhält es sich mit den ungesättigten Fettsäuren pflanzlichen Ursprungs: Sie senken den Cholesterin-Spiegel, sind also positiv für die Blutgefäße. Wichtige und prominente Vertreter der mehrfach ungesättigten Fettsäuren sind die Omega 3-Fettsäuren, denen eine besonders günstige Wirkung auf die Gefäße nachgesagt wird. Diese mehrfach ungesättigten Fettsäuren sind indes empfindlich wie die Prinzessin auf der Erbse. In Verbindung mit Sauerstoff verändern sie ihre Gutartigkeit und produzieren freie Radikale.

Freie Radikale sind äußerst reaktive Stoffe, die bei jedem Stoffwechselvorgang entstehen. So seltsam der Name auch klingt, er beschreibt den zerstörerischen Effekt genau. Freie Radikale lösen Kettenreaktionen aus, bei denen die Zellwand zerstört wird. Sie verschonen auch den Zellkern und die Gene nicht. Dadurch können Krankheiten wie Krebs ausgelöst werden. Auch das natürliche Altern wird als Anhäufung von immer mehr »Schäden«, Entzündungen, verstanden, die durch freie Radikale ausgelöst werden. Vorzeitige Hautalterung wird ebenso durch freie Radikale verursacht.

Die Liste von Stoffen und Einflüssen, die von außen unseren Körper angreifen und freie Radikale enthalten oder für ihre Bildung verantwortlich sind, ist lang: Luftverschmutzung durch Auto- und Industrieabgase, also Smog, Alkoholkonsum, Ozonbelastung, Schwermetalle, UV- und andere Strahlung, Stress, intensive körperliche Belastung beim Sport. Rauchen erzeugt bei jedem Zug an der Zigarette Milliarden freier Radikale im Körper. Unter normalen Bedingungen können diese sehr reaktiven Substanzen erfolgreich von »Schutzsubstanzen«, die als Antioxidantien oder Radikalefänger bekannt sind, abgeblockt werden. Problematisch ist ein Überschuss an freien Radikalen, der zu immer mehr Zellschäden führt, die nicht mehr behoben werden können. Wenn das körpereigene Schutzsystem schlapp macht, entstehen freie Radikale in Übermaß. Und das kann leicht passieren. Dieser Zustand wird oxidativer Stress genannt.

Proteine

Die Bausteine der Proteine sind, das wissen Sie mittlerweile, die Aminosäuren. Der Ausdruck Säure ist chemisch korrekt, aber im allgemeinen Sprachgebrauch irreführend. Aminosäuren reagieren nämlich je nach Umgebung neutral, basisch oder in manchen Fällen bei Bedarf auch sauer.

In der Natur sind über 200 Aminosäuren bekannt. 20 davon werden beim Menschen für die Proteinsynthese verwendet.

Von diesen 20 werden, je nach Literaturangaben, 8 bis 10 als essenziell bezeichnet. Auch dieser Ausdruck ist irreführend. Essenziell sagt nämlich nichts über die Wichtigkeit der entsprechenden Aminosäure aus, sondern nur darüber, ob sie der menschliche Körper selbst herstellen kann oder ob sie unbedingt über die Nahrung zugeführt werden müssen. Für Well-Aging sind alle Aminosäuren gleich wichtig.

Bilden 100 Aminosäuren eine Struktur, ist das ein Peptid, sind mehr als 100 Aminosäuren am Bauplan beteiligt, ist es ein Protein. Diese Einteilung ist jedoch willkürlich und hat auch keine praktische Bedeutung, es sind zwei

Ausdrücke, die im Zusammenhang mit Eiweiß immer wieder vorkommen.

Eiweiß kommt nach Wasser am häufigsten in unserem Körper vor. Die Bezeichnung Protein kommt aus dem Griechischen: »Proteos« bedeutet »der Erste«, »der Wichtigste«. Leber-, Nieren- und Muskelgewebe bestehen zu 80 Prozent ihres Trockengewichts aus Proteinen. Auch das Grundgerüst von Haut, Schleimhäuten, Bindegewebe, Knochen, Haut und Haaren ist aus Aminosäuren – Proteinen – aufgebaut. Die lebenswichtigsten Hormone – Insulin, die Schilddrüsenhormone, die Hormone der Hirnanhangsdrüse und das Wachstumshormon HGH – werden aus Aminosäuren gebildet. Für Well-Aging überaus wichtig sind die Immunglobuline, Proteine, die sich auf Immunabwehr spezialisiert haben, und verschiedene Transport-Proteine, die für den Transport der verschiedensten Substanzen im Blut zuständig sind. Aminosäuren können im Notfall in Kohlenhydrate und Fette umgewandelt werden, während sich Kohlenhydrate und Fette niemals zu Proteinen umwandeln können.

Sind die Proteine im Verdauungstrakt erfolgreich in ihre Einzelbestandteile – Aminosäuren – aufgespaltet, werden sie zu den Strukturen zusammengesetzt, die der Körper gerade benötigt. Dies geschieht gemäß dem genetischen Code. Das heißt, dass die Information für die Aminosäuren-Zusammensetzung eines Proteins im Zellkern in der DNA gespeichert ist. Diese DNA kann sich aufspalten und dann die Vorlage für die Aminosäuren bilden, in welcher Reihenfolge diese anzutreten haben.

Die Reaktionen laufen unvorstellbar schnell ab, es können ungefähr 100 Aminosäuren pro Sekunde geordnet werden. Ein Molekül des Insulins, das aus über 50 Aminosäuren besteht, kann in 0,5 Sekunden zusammengebaut werden.

Aminosäuren erneuern lebenslang alle Gewebe des Körpers, die Darmschleimhaut wird alle zwei Tage neu aufgebaut. Die roten Blutkörperchen innerhalb von 120 Tagen. In sieben Jahren werden alle Zellen des Körpers ausgetauscht, nur die Knochen brauchen etwas länger für die Erneuerung. Im Lauf der Zeit und durch Schädigungen können sich Fehler in den genetischen Code einschleichen, so genannte Mutationen. Dann werden notwendige Proteine fehlerhaft oder überhaupt nicht mehr gebildet. Übrigens: Einzig die Krebszellen sind unsterblich.

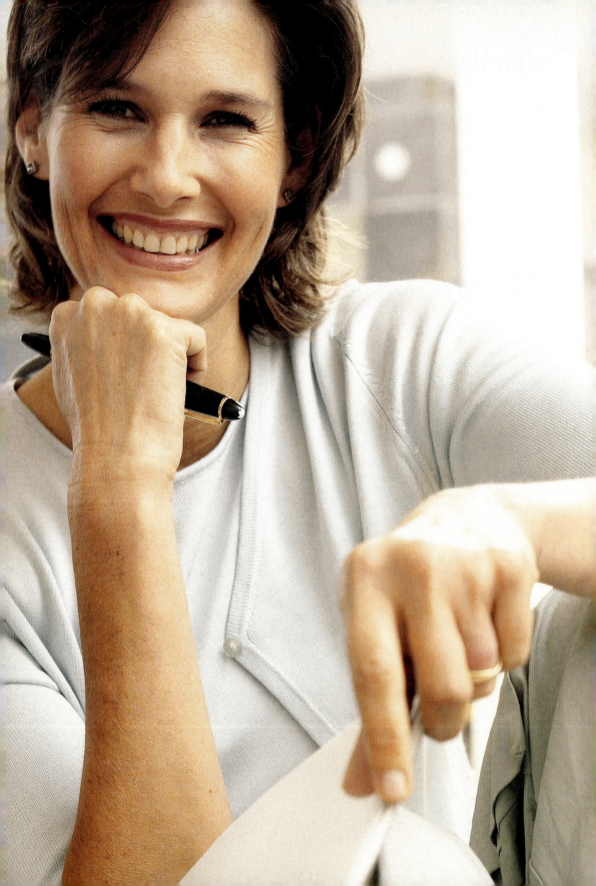

POWERSTRATEGIE NUMMER 1

Aminosäuren auffüllen

Mit dem nun folgenden Einmaleins der Tausendsassas **AMINOSÄUREN** *werden Sie zu Ihrem eigenen Well-Aging-Spezialisten. Wenn Sie glauben, dass Ihnen Aminosäuren fehlen, wenden Sie sich an Ihren Arzt oder Apotheker. Unter www.vitalogic.at finden Sie die Infos, wie Sie zu Ihrer individuellen Aminosäurenmischung kommen.*

Zur praktischen Anwendung ist folgendes zu sagen: Mangelsymptome ergeben sich aus den Wirkungen der einzelnen Aminosäuren. Wenn also zum Beispiel Threonin wichtig für das Immunsystem ist, führt ein Mangel zu einer Schwächung des Immunsystems. Sehr oft sind unspezifische Symptome wie Leistungsabfall und Müdigkeit zu beobachten, die mit entsprechender Substitution behoben werden können. Auch andere Befindlichkeitsstörungen wie Antriebslosigkeit, Schwächegefühl, Schlaflosigkeit, Konzentrationsprobleme, vermehrte Infekthäufigkeit und depressive Stimmung sind gar nicht so selten auf einen Mangel an Aminosäuren zurückzuführen.

Aber nicht jeder Leistungsabfall oder jede depressive Verstimmung hat seine Ursache in einem Aminosäuremangel. Bei länger dauernden derartigen Beschwerden sollte ein Arzt aufgesucht werden. Die Ursachen eines Aminosäuremangels können sein:

- zu wenig Zufuhr
- eine gestörte Synthese sowohl einzelner Aminosäuren wie auch ihrer Produkte
- ein erhöhter Bedarf.

Dies ist zum Beispiel bei länger dauernden körperlichen und seelischen Belastungen der Fall. Wir sind gut für kurzzeitige, auch sehr große Belastungen eingerichtet, aber ununterbrochener Dauerstress geht dann letztlich »ans Eingemachte«. Der Organismus holt sich in Zeiten hoher Belastung die notwendigen Aminosäuren zum Beispiel aus den Muskeln, da für die Aminosäuren im Gegensatz zu den Fetten und Kohlenhydraten keine fixen Speicher zur Verfügung stehen. Deutlich zu merken ist das bei sportlicher Betätigung, wo es zu einem verstärkten Abbau und Verschleiß von Proteinstrukturen kommt. Wenn in so einem Fall dann nicht genügend Aminosäuren zugeführt werden, ist dies eine der Ursachen des »Übertrainings«, ein speziell von Leistungssportlern gefürchteter Zustand, wo dann plötzlich gar nichts mehr geht, weil der Körper jetzt »auf der Reserve« läuft. Auch Operationen oder Verletzungen erhöhen den Bedarf. Spezielle Situationen sind bei den jeweiligen Aminosäuren angeführt. Falls es die Gefahr des »Zuviel« gibt, wird das an entsprechender Stelle extra angeführt.

Prinzipiell kann man sagen, dass die hoch dosierte Anwendung einzelner Aminosäuren in aller Regel kontraproduktiv ist. Erstens gilt gerade hier, dass die doppelte Menge einer guten Aminosäure nicht unbedingt besser ist. Und zweitens kann die isolierte Zufuhr von nur einer Aminosäure die Proteinsynthese durcheinander bringen. Dieses sensible System kann sowohl durch ein Zuwenig als auch durch ein Zuviel einer oder mehrerer Aminosäuren empfindlich gestört werden.

Aminosäuren – Grundbausteine des Lebens

Kurz zur Wiederholung:
Zwanzig Aminosäuren sind die Bausteine von Proteinen, und Proteine sind die Bausteine zahlloser Strukturen aller Lebewesen. Ohne Proteine und damit ohne Aminosäuren gibt es kein Leben.

Am Aufbau folgender Strukturen des menschlichen Körpers sind Proteine wesentlich beteiligt:

- Knochen
- Muskeln
- Bindegewebe
- Haut, Haare, Nägel
- Enzyme
- Botenstoffe zur Signalübertragung im Gehirn und zwischen den Nervenzellen
- Hormone (mit Ausnahme der Geschlechts- und Nebennierenhormonen)
- Substanzen für die Blutgerinnung (z. B. Fibrinogen)
- Transportproteine
- Immunglobuline.

Je nachdem, wie die Aminogruppe in diesem Molekül angeordnet ist, unterscheiden wir eine L-Aminosäure und eine D-Aminosäure, ihre spiegelbildliche Form. Der Organismus kann nur L-Aminosäuren verwerten, demzufolge sollten prinzipiell nur L-Aminosäuren verwendet werden.

Weil es so wichtig ist, sei an dieser Stelle noch einmal ausdrücklich darauf hingewiesen, dass sich die Einteilung der Aminosäuren in essenzielle und nicht-essenzielle nicht auf ihre Bedeutung und Wichtigkeit für den Organismus bezieht. Sie sagt nur aus, ob eine Aminosäure im Körper selbst hergestellt werden kann oder nicht. Vielfach wird diese Einteilung als überholt angesehen, unter anderem deswegen, weil sich die Bedürfnisse ändern können, so dass nicht-essenzielle Aminosäuren zu essenziellen werden können. Im Deutschen ist es ja einfach: ESSENzielle Aminosäuren muss man ESSEN.

Aufbau der Aminosäuren

Jede Aminosäure besitzt eine Aminogruppe (NH_2), eine Carboxylgruppe (-COOH) – die es ermöglicht, basisch oder sauer zu reagieren – und Seitenketten mit verschiedenen Eigenschaften.

$$R-CH(NH_2)-COOH$$

$$R-CH(H_3N^+)-COO^-$$

Arginin – Ein natürliches Viagra

Arginin ist nur im Kindesalter essenziell, da bei den Heranwachsenden die körpereigene Synthese im Rahmen des Harnstoffzyklus noch zu gering ist, und gilt daher als semiessenzielle Aminosäure. Erwachsene decken in der Regel ihren Argininbedarf zum einen durch die körpereigene Synthese und zum anderen über die Proteinzufuhr durch die Nahrung. Bei einigen Erkrankungen – wie z. B. Diabetes mellitus vom Typ 2, Herzerkrankungen, Immunschwäche nach schweren Operationen oder Krebstherapie – kann der Bedarf an Arginin erhöht sein.

Aufgaben im Körper

Regulation der Blutgefäße: Arginin ist ein Vorläufermolekül des Stickoxids (NO), dessen erstaunliche Wirkungen im Organismus erst seit wenigen Jahren bekannt sind. Es erweitert die Gefäße, senkt auf diese Art gleich nebenbei zu hohen Blutdruck und verhindert das Zusammenklumpen der Blutzellen. Diese beiden Eigenschaften gemeinsam machen es zu einer ausgezeichneten Waffe im Kampf gegen die Arteriosklerose, die Gefäßverkalkung.

Nebenbei reduziert es noch das »schlechte« LDL-Cholesterin – also insgesamt wirklich Balsam für die Gefäße.

Sexualität: Die gefäßerweiternde und durchblutungsfördernde Wirkung erstreckt sich übrigens natürlich auch auf die Geschlechtsorgane, wo es eben dann im Sinne von Viagra wirkt.

Es verbessert außerdem die Anzahl der Spermien und auch deren Beweglichkeit.

Kontrolle des Blutzuckerspiegels: Bei bestimmten Stoffwechselstörungen, vor allem bei Diabetes und seinen Vorstufen, ist die Glukose-Aufnahme in die Zellen gestört. Dies wird normalerweise durch Insulin geregelt, in diesem Fall kann es aber seine Wirkung nicht voll entfalten. Die Zellen sind also gewissermaßen resistent gegen Insulin. Das bedeutet in weiterer Folge, dass die Zelle nicht genügend »Treibstoff« zur Verfügung hat und sich noch dazu der hiermit überflüssige Blutzucker im Blut wiederfindet. Neue wissenschaftliche Untersuchungen haben ergeben, dass durch Argininigaben das Insulin seine Wirkung besser entfalten und damit den Blutzuckerspiegel senken kann.

Stärkung des Immunsystems: Mit zunehmendem Alter, aber auch bei andauerndem großem Stress, schweren und chronischen Erkrankungen und Operationen, verliert unser Immunsystem seine Effizienz und wir werden anfällig gegenüber Infektionskrankheiten jeglicher Art. Arginin stärkt das Immunsystem, indem es die Zahl der Lymphozyten und die Kapazität der Killerzellen steigert, so dass angreifende Krankheitskeime unschädlich gemacht werden können.

Schutz von Leber und Nieren: Arginin ist wichtig für die Harnstoffbildung und stimuliert die Ammoniakentgiftung.

Ausschüttung von Wachstumshormon: Arginin stimuliert die Ausschüttung von Wachstumshormon. In jungen Jahren wird dieses Hormon in genügender Menge von der Hirnanhangsdrüse produziert, um den Wachstumsprozess zu steuern, die Proteinsynthese zu stimulieren und die Fettverbrennung zu fördern. Ab 35 Jahren nimmt die Produktion von Wachstumshormonen ab. Es kann aber durch Bewegung, Ernährung und Gabe von Aminosäuren stimuliert werden. Männern im Alter von 61 bis 87 Jahren wurde ein Wachstumshormon injiziert. Innerhalb von sechs Monaten nahm das Muskelgewebe, die Hautdicke und die Knochendichte zu und das Fettgewebe ab.

Allerdings stellte sich heraus, dass diese Behandlung auf Dauer möglicherweise doch nicht frei von Nebenwirkungen ist.

Arginin fördert auf natürliche Weise die Ausschüttung des Wachstumshormons.

Für die Sportlichen:
Arginin verbessert die Durchblutung der Muskulatur und hilft bei der Regeneration nach intensiver sportlicher Tätigkeit, indem es Muskelschmerzen verhindert, die ja infolge kleinster Muskelfaserrisse, den so genannten Mikrotraumen, auftreten.

Außerdem ist es zusammen mit Glyzin an der Bildung von Kreatin beteiligt, das ja die Muskelleistung verbessert und in Form von ATP ständig neue Energie bereitstellt.

Wo es drin ist
Die wichtigsten Quellen für Arginin sind: Nüsse, Sojabohnen, Hammelfleisch, Hühnchen, Garnelen, Tunfisch, Eier, Haferflocken und Weizenkeime, Vollreis.

Wenn es zu wenig davon im Körper gibt
Kann eine herabgesetzte Immunabwehr bewirken, wodurch die Anfälligkeit für Infekte wiederum steigt.

Ammoniak wird zu wenig abgebaut, daraus resultiert Müdigkeit. Alle positiven Effekte treten damit nur eingeschränkt auf.

Wenn es zu viel davon im Körper gibt
Hohe Dosen von Arginin können bei empfindlichen prädisponierten Personen Migräne begünstigen und/oder Durchfall auslösen.

Wann man mehr davon braucht
- bei Bluthochdruck
- bei geschwächtem Immunsystem
- bei schweren Verletzungen und Operationen
- bei Typ-2-Diabetes
- bei Arteriosklerose
- bei regelmäßiger, intensiver sportlicher Tätigkeit
- für ein glückliches Sexualleben

Histidin – der Helfer in der Not

Auch Histidin wird allgemein als so genannte semiessenzielle Aminosäure bezeichnet, da sie – in ganz geringen Mengen – vom Körper selbst produziert werden kann. Diese Mengen sind aber bei weitem nicht ausreichend und der Organismus kann das Fehlen dieser Aminosäure nur sehr kurzfristig überbrücken. Für Kinder und Menschen mit chronischem Nierenversagen ist sie deshalb essenziell.

Aufgaben im Körper
Hämoglobinsynthese: Histidin ist ein sehr wichtiger Baustein des roten Blutfarbstoffs.

Muskelaufbau: Histidin ist als 3-Methyl-Histidin ein Hauptbaustein der Muskelproteine Myosin und Aktin, die am kontraktilen Apparat der Muskeln ursächlich beteiligt sind.

Histaminbildung: Ferner bildet es Histamin. Dieses bewirkt eine Kontraktion (Zusammenziehen) der glatten Muskulatur von Lunge, Gebärmutter und Verdauungstrakt, aber eine Entspannung der glatten Muskulatur der Blutgefäße, also eine Erweiterung derselben.

Magensäurebildung: Außerdem fördert Histamin die Salzsäurebildung im Magen und trägt so zur Verdauung, speziell der Proteine, bei. Histamin ist also sehr wichtig und wird in den Zellen in inaktiver Form gespeichert. Die unangenehmen Wirkungen des Histamins treten dann bei Fehlsteuerungen, wie zum Beispiel im Rahmen von Allergien oder bei plötzlicher Freisetzung bei Schockzuständen, auf: Da gibt es dann einen plötzlichen Blutdruckabfall mit allen damit verbundenen unangenehmen Erscheinungen oder es treten Hautrötungen mit starker Quaddelbildung auf.

Wundheilung: Ganz wichtig ist Histamin auch bei Wunden und Verletzungen, da es das Enzym Hyaluronidase aktiviert, das als Gewebekitt fungiert.

Überträgerstoff im Gehirn: Histamin überträgt vor allem im Hippokampus und im autonomen Nervensystem.

HISTIDIN

Entgiftung: Histidin kann auch Schwermetalle binden und auf diese Art aus dem Körper schaffen. Gerade bei Schwermetallen ist das ein ganz entscheidender Mechanismus, da diese, einmal in den Körper gelangt, dort bleiben und nur sehr schwer wieder wegzubewegen sind. Dort können sie aber schweren Schaden anrichten.

Diese Wirkung ist übrigens speziell für das Quecksilber untersucht worden (enthalten in Amalgam-Zahnfüllungen).

pH-Wert-Stabilität: Histidin ist außerdem noch in der Lage, den pH-Wert des Körpers konstant zu halten, indem es als Puffer wirkt.

Wo es drin ist

Größere Mengen an Histidin sind in einigen Fischen, z. B. Tunfisch oder Lachs, enthalten; aber auch Bananen, Schweinefilet, Hühnerbrustfleisch, Rinderfilet, Erdnüsse, Linsen, Weizenkeime und Käse liefern nennenswerte Mengen dieser Aminosäure.

Wenn es zu wenig davon im Körper gibt

Hat der Körper zu wenig Histidin, so bewirkt es eine katabole (also abbauende) Stoffwechsellage.

Das kann zu herabgesetzter Bildung von rotem Blutfarbstoff (Hämoglobin) bis hin zur Anämie führen.

Wenn es zu viel davon im Körper gibt

Kann empirisch zu mentaler Instabilität und geistiger Unausgeglichenheit führen.

Wann man mehr davon braucht

Ein erhöhter Bedarf an Histidin besteht für Erwachsene bei außerordentlichen Belastungen und Krankheiten:
- bei rheumatoider Arthritis
- bei sehr großem und andauerndem Stress
- bei chronischen Krankheiten
- bei Operationen und Verletzungen
- bei Vorhandensein vieler Amalgamplomben
- bei Hautdefekten

Kraft zum Kämpfen

Anna S. ist gerade 42 Jahre alt geworden. Sie kämpft in einem Scheidungsprozess, der nicht enden will, um das Sorgerecht für ihr einziges Kind, das sie erst nach mehreren Fehlgeburten per Kaiserschnitt bekommen konnte. Vor ein paar Monaten bekam sie plötzlich Schweißausbrüche und konnte nur noch schlecht einschlafen, Alpträume weckten sie auf. Während des Tages war sie müde. »Ich kann nicht mehr«, sagte Anna bei ihrem ersten Besuch bei mir.

Anna klagte auch über Unregelmäßigkeiten ihrer Monatsblutung. Die Blutuntersuchung bestätigte Annas Empfindung: Der Stress brauchte zum Abbau mehr Aminosäuren, als der Körper zur Verfügung hatte. Niedrige Werte bei Arginin und Lysin ließen auch das Wachstumshormon in den Keller absinken, Anna zeigte die ersten Anzeichen von Wechseljahrsymptomen.

Zwei Wochen nach Beginn der Einnahme von Vitatonic erhielten wir einen Anruf von ihr: »Es geht mir bereits deutlich besser. Ich habe keine Schweißausbrüche mehr und bin nicht müde.« Sie wirkte gelöst und fröhlich. Ihre Schlafprobleme waren verschwunden, sie war wieder vital und zuversichtlich. Nach vier weiteren Wochen kam sie wieder und berichtete: »Das Tolle dabei ist, ich habe sogar abgenommen.«

Isoleuzin

(siehe Valin)

Leuzin

(siehe Valin)

Lysin – der Knochenpfleger

Lysin st eine essenzielle Aminosäure, die an vielen Proteinen beteiligt ist und über die Nahrung zugeführt werden muss.

Aufgabe im Körper

Stickstoffbalance: Lysin kann die Stickstoffbilanz und hiermit das Gleichgewicht zwischen Auf- und Abbau in einem stabilen Gleichgewicht halten.

Aufbau von Knochen und Bindegewebe: Lysin ist prominent am Aufbau der Knochen- und Bindegewebegrundsubstanz beteiligt, da es ein wichtiger Bestandteil des Kollagens ist. Zusätzlich bestehen die Quervernetzungen der Kollagenfasern untereinander ebenfalls aus einem Stoff, der sich vom Lysin herleitet. Lysin unterstützt unsere Knochen aber noch in besonderer Weise, indem es die Kalziumaufnahme und -speicherung forciert.

Carnitinsynthese: Aus Lysin wird gemeinsam mit Methionin Carnitin gebildet. Diesem Carnitin werden wahre Wunderdinge nachgesagt. Seine biochemische Funktion ist aber lediglich der Transport von Fettsäuren. Die Synthese der Fettsäuren findet nämlich an einer anderen Stelle der Zelle statt als der Abbau zwecks Energiegewinnung. Für den Transport zwischen diesen verschiedenen Orten ist nun Carnitin zuständig. Nicht mehr und nicht weniger. Weitaus das meiste Carnitin ist im Muskel lokalisiert, wo es ja schließlich auch gebraucht wird. Eventuell oral zugeführtes Carnitin bleibt dann mit ziemlicher Sicherheit im Blut, da es dort dringend zur Blutverflüssigung gebraucht wird. Letztlich ist es sinnvoller, dem Körper genügend Bausteine für die Carnitinsynthese zur Verfügung zu stellen.

Antivirale Wirkung: Eine weitere tolle Eigenschaft von Lysin ist seine Wirksamkeit bei der Behandlung von Herpes-Infektionen. Dieser Effekt ist schon länger bekannt und lässt auf eine allgemeine Stimulierung des Immunsystems schließen. Dies wird auch durch einige Untersuchungen bestätigt.

Wo es drin ist
Reichlich vorhanden ist Lysin in tierischen Lebensmitteln wie Fleisch, Milch- und Milchprodukten, Eiern, Fischen (Tunfisch), Garnelen, Buchweizen und Reis, Bohnen, Erbsen und Linsen, Erdnüsse. Wenig Lysin enthalten Getreide und Gemüse.

Lysin reagiert bei der Lebensmittelzubereitung besonders empfindlich auf die trockene Hitze des Toastens oder Röstens.

Wenn es zu wenig davon im Körper gibt
Ein Mangel an Lysin kann den Proteinaufbau hemmen. Auch kann die Kalziumausscheidung vermehrt sein, was zu einer verringerten Knochendichte und in weiterer Folge zu Osteoporose führen kann.

Wenn es zu viel davon im Körper gibt
Bei sehr hohen Dosen können Magen-Darm-Störungen, zum Beispiel Durchfall, auftreten.

Wann man mehr davon braucht
- bei Herpes-Infektionen
- eventuell bei Osteoporose
- bei regelmäßiger, intensiver sportlicher Tätigkeit
- bei strenger veganer Diät

Methionin – der rastlose Vagabund

Methionin ist eine schwefelhaltige, essenzielle Aminosäure. Unter den schwefelhaltigen ist sie zweifellos die wichtigste, da sie dem Körper am meisten Schwefel zur Verfügung stellt. Das verleiht dem Methionin die chemische Voraussetzung, als Initiator jeder Synthese für mehr als 50 000 verschiedene Proteine zu wirken. Daher spielt Methionin

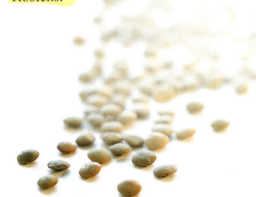

eine ganz entscheidende Rolle bei der Weitergabe des genetischen Codes. Und es ist damit im Grunde unerlässlich für die Information an den Körper, wo welches Protein gerade wie gebraucht wird. Es findet sich daher nicht an einem bestimmten Ort, sondern es ist ununterbrochen rastlos unterwegs, um seine vielen Aufgaben von Geben und Nehmen zu erfüllen.

Aufgabe im Körper
Bildung von Hormonen, Neurotransmittern und Nukleinsäuren: Nachdem Methionin über eine so genannte Methylgruppe verfügt, kann es mit Hilfe von ATP viele verschiedene Substanzen bilden. Dazu gehören zum Beispiel Cholin, Endorphine, Glutathion, Carnitin, Melatonin und Taurin. Glutathion ist im Kapitel Cystein besprochen, Carnitin bei Lysin, Melatonin bei Tryptophan und die Endorphine bei Phenylalanin, Cholin ist ein B-Vitamin, das aber vom Körper selbst hergestellt wird und daher genau genommen die Kriterien eines Vitamins nicht erfüllt. Es ist ein wichtiger Bestandteil von Lezithin und damit der Nervenzellen.

Homocystein-Spiegel: Methionin wird enzymatisch zu Homocystein abgebaut. Dies ist normalerweise ein sehr kurzlebiges Stoffwechsel-Zwischenprodukt, das dann je nach Bedarf zu Cystein oder wieder zu Methionin wird. Ist nun einer dieser beiden Stoffwechselwege gestört, was unter anderem zum Beispiel durch Vitamin-Mangel bedingt sein kann, wird Homocystein nicht in ausreichendem Maß verstoffwechselt. Dieses Homocystein hat nun schädliche Wirkungen auf die Gefäßwände und ist von der »Eiweiß-Seite« her genauso schädlich für die Gefäßwände wie erhöhte Cholesterin-Spiegel von der Fettseite her. In den meisten Fällen ist der erhöhte Homocystein-Spiegel aber zum Glück viel leichter behandelbar, nämlich durch relativ hohe Gaben von B-Vitaminen. Man muss es nur wissen, ob man diesen erhöhten Spiegel hat. Leider und unverständlicherweise ist diese Diagnostik noch nicht so selbstverständlich wie die Messung der Cholesterin-Spiegel.

Leberschutz: verhindert übermäßige Fetteinlagerung in der Leber.

Allergien: Methionin kann Histamin senken und somit Allergien abschwächen.

Infektionsschutz: Kann durch Ansäuern des Harns die Harnwege vor Infektionen schützen.

Wo es drin ist
Viele Lebensmittel enthalten Methionin, jedoch besonders reichhaltig kommt es vor in: Fisch (Lachs), Fleisch

METHIONIN

(Rinderfilet) und Gemüse (z. B. Brokkoli, grüne Erbsen, Rosenkohl, Spinat), Ei, Sojabohnen, Cashewnüssen, Vollkornbrot und Reis.

> **Wann man mehr davon braucht**
> Bei therapeutischer Gabe von Methionin wird dieses am besten gemeinsam mit Vitamin B_6 gegeben, um der Bildung von Homocystein vorzubeugen.
> Eingesetzt wird es:
> - bei Harnwegsinfekten
> - bei nervlichen Vorbelastungen
> - bei Dauerstress

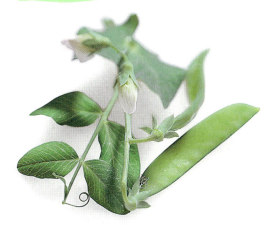

Wenn es zu wenig davon im Körper gibt
Durch Methioninmangel ist die Proteinsynthese generell gestört, was sich in verstärkter Müdigkeit und Energiemangel äußern kann. Außerdem kann es zu Fetteinlagerung in der Leber kommen. Methioninmangel verschlechtert Haut- und Haarwachstum. Bei zu wenig Methionin kann die Bildung und der Erhalt von Bausteinen für eine gesunde Knorpelstruktur gestört sein.

Wenn es zu viel davon im Körper gibt
In diesem Fall kann es zu verstärkter Homocysteinbildung mit all den negativen Folgen kommen (siehe oben). Außerdem besteht die Gefahr einer vermehrten Kalziumausscheidung und daraus resultierender Osteoporose.

Kraft für Veränderung
Renate P. schreibt: »Schon nach der ersten Einnahme meiner Vitatonic-Mischung spürte ich Veränderungen. Bereits am zweiten Tag der Einnahme konnte ich wieder durchschlafen.« Sie ist 49, liebt ihren Beruf als leitende Angestellte in einem Pharmabetrieb, hat Familie, die ihr sehr wichtig ist. »In letzter Zeit« schlugen ihre Hormone Purzelbäume – das Nahen der Wechseljahre. Gerädert nach acht Stunden Schlaf. Pollenallergie. Die Medikamente dagegen vertrug sie schlecht. »Ich fühlte mich getrieben, ferngesteuert, ausgelaugt«, sagt Renate, »als die Schlaftabletten nicht mehr halfen, wusste ich, dass ich etwas unternehmen musste.« Eine Freundin erzählte Renate von Vitatonic.
   Im Blutprofil waren alle Werte der Stressaminosäuren an der unteren Grenze. Nach sechs Monaten berichtet

Renate begeistert: »Habe keine Probleme mehr mit der Allergie. Nach vier Wochen beginnen sogar meine Haare wieder zu wachsen und werden immer kräftiger«. Ihre Müdigkeit ist wie weggeblasen, »ich bin wieder ich«.

Phenylalanin – die körpereigene Schokolade

Phenylalanin ist eine essenzielle Aminosäure, die in zweifacher Hinsicht verwendet wird. Einerseits wird sie in Tyrosin umgewandelt und andererseits selbst zum Proteinaufbau verwendet. Wie es mit dem Tyrosin dann weitergeht, finden Sie im entsprechenden Absatz. Hier wollen wir uns ausschließlich mit den speziellen Wirkungen des Phenylalanins befassen.

Aufgabe im Körper
Gehirnstoffwechsel: Entsprechend seinem hauptsächlichen Wirkungsmechanismus ist Phenylalanin im Gehirn besonders hoch konzentriert, weil es, im Gegensatz zu den meisten anderen Substanzen, leicht die strenge Blut-Hirn-schranke überwinden kann. Dort ist es an vielen Substanzen beteiligt, die unsere Stimmung, das Gedächtnis und unsere Lernfähigkeit bestimmen.

Eine davon ist das Phenyläthylamin, eben die Substanz, die uns so gerne zu Schokolade greifen lässt. Die Wirkung, die es erzeugt, lässt sich am besten mit dem Zustand frischer Verliebtheit beschreiben. Wir erleben Hochgefühle, haben Lust auf Sex, der dann auch dementsprechend gut funktioniert, sind energiegeladen und brauchen dabei nicht einmal besonders viel zu essen.

Schmerzdämpfung: Dies ist möglicherweise auch eine der Substanzen, die Einfluss auf die Ausschüttung von Endorphinen nimmt. Endorphine, die übrigens selbst aus Aminosäuren bestehen, werden in Extremsituationen vermehrt ausgeschüttet. Sie sind z. B. dafür verantwortlich, dass man bei schweren Verletzungen anfangs keine Schmerzen spürt. Sie sind so etwas wie ein körpereigenes Opium, sie wirken schmerzstillend und angstlösend. Phenylalanin, und zwar das natürlich vorkommende L-Phenylalanin zusammen mit dem D-Phenylalanin, ist ein höchst potenter Schmerzkiller. L und D sagt nur etwas darüber aus, wie eine bestimmte, eben die Aminogruppe an das Molekül angedockt ist. Normalerweise kann der Körper mit den D-Aminosäuren nichts anfangen, D-Phenylalanin bildet da eine Ausnahme.

Hormonsynthese: Zusätzlich ist es auch noch Ausgangsmaterial für so wichtige Stoffe wie ACTH, einem Hormon, das den Großteil des Hormonhaushalts der Nebenniere regelt, genauer gesagt die

PHENYLALANIN

Kortisol- und Adrenalinausschüttung. Es ist auch prominent an der Bildung von Insulin beteiligt.

Appetitzügler: Phenylalanin stimuliert auch die Ausschüttung von Cholecystokinin. Dieses Enzym fördert einerseits die Verdauung, indem es die Ausschüttung wichtiger Verdauungsenzyme in Bauchspeicheldrüse und Gallenblase in Gang setzt, sagt aber dem Körper auch, wenn es genug ist. Es gibt nämlich dem Gehirn über den Füllungszustand des Magens Bescheid und löst dort ein Signal aus: Essen beenden, jetzt wird verdaut, alles satt.

Wo es drin ist
Besonders reichlich findet sich Phenylalanin in Gemüse, Nüssen, Samen, Weizenkeimen, Milchprodukten, Fleisch und Fisch.

Wenn es zu wenig davon im Körper gibt
Kann zu Depressionen, allgemeiner Schwäche und Antriebslosigkeit führen.

Wenn es zu viel davon im Körper gibt
Kann mit den BCAA (Isoleuzin, Leuzin, Valin, siehe dort) konkurrieren, diese verdrängen und so zu einem Muskelabbau führen.
Vorsicht bei Bluthochdruck.

Wann man mehr davon braucht
- bei Depressionen
- bei chronischen Schmerzen
- bei erhöhtem und dauerhaftem Stress
- bei erhöhten Lern- und Konzentrationsanforderungen und Gedächtnisleistungen
- Vorsicht bei Bluthochdruck!

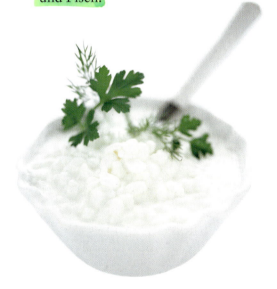

Threonin – die graue Eminenz

Threonin ist eine essenzielle Aminosäure, wirkt vordergründig nicht ganz so spektakulär wie andere essenzielle Aminosäuren, ist deswegen aber nicht weniger wichtig. Das mag einerseits daran liegen, dass Threonin an sehr vielen enzymatischen Reaktionen beteiligt ist, die in allen Konsequenzen noch gar nicht voll erforscht sind. Viele Enzyme bestehen aus einem Proteingerüst, das aus Threonin und Serin besteht und noch eine Phosphatase angehängt hat. Diese reagiert sehr gerne und erfüllt sogar höhere Aufgaben und Entscheidungen. Bei den Muskelfasern, die für die Kontraktion zuständig sind, treffen sie zum Beispiel je nach dem Kalzium-Gehalt der Faser die Entscheidung, ob jetzt mehr langsame oder mehr schnelle Fasern gebaut werden. Aber trotz aller bisherigen Erkenntnisse sind viele der Aufgaben, die Threonin im Körper wahrnimmt, noch nicht bis ins Letzte erforscht.

Aufgabe im Körper

Knorpelpflege: Außerdem ist in vielen Proteoglykanen (ein Proteoglykan ist eine Kombination aus Protein und Kohlenhydrat) die Proteinkomponente, an denen ein reagibler Kohlenhydratrest sitzt, der entscheidende hilfreiche Arm einer Threonin/Serin-Kombination. Solche Stoffe finden sich zum Beispiel im Knorpel, sie regeln dort die Stoßdämpferfunktion.

Fettstoffwechsel: Threonin reagiert gerne mit Fetten, hilft bei deren Verstoffwechselung und verhindert auf diese Art eine Fettanlagerung in der Leber.

Immunsystem: Eine sehr wichtige Funktion hat Threonin im Rahmen des Immunsystems. Threonin erhöht die Immunantwort und fördert die Bildung von Antikörpern. Das ist nun ein wirklich ganz wichtiger Punkt, da ja die Abwehrkräfte mit steigendem Alter definitiv sinken. Möglicherweise ist ein Grund dafür, dass die Thymusdrüse ja mit steigendem Alter ihre Funktion immer mehr einstellt. Das beginnt schon im jungen Erwachsenenalter.

Glukosegewinnung: In Zeiten eines besonders hohen Energiebedarfs kann Threonin einspringen, indem es zur Glukosegewinnung in der Leber beiträgt.

Wo es drin ist

Die wichtigsten Quellen für Threonin sind Milchprodukte, Eigelb, Fleisch, Reis, Kartoffeln und Hülsenfrüchte.

Wenn es zu wenig davon im Körper gibt

Mangelt es an Threonin, kann das Immunsystem geschwächt werden, so dass häufiger Infekte auftreten. Durch Threonin-Mangel kann es auch zu vermehrter Müdigkeit und Gelenksproblemen kommen, besonders dann, wenn auch die Aminosäuren Serin und Glycin niedrig sind.

Wenn es zu viel davon im Körper gibt

Kann zu erhöhtem Harnsäurespiegel führen.

TRYPTOPHAN

Wann man mehr davon braucht
Bei veganer, also vegetarischer Ernährung ohne Ei- und Milchprodukte mit Hauptgewicht auf Getreide, im Rahmen von besonderen körperlichen Belastungen.
- bei geschwächtem Immunsystem
- bei Gelenkproblemen, vor allem durch Knorpelschaden
- bei erhöhter sportlicher Beanspruchung
- bei fehlender Energie

Tryptophan – der Schlüssel zu heiterer Gelassenheit

Tryptophan ist eine essenzielle Aminosäure. Sie ist die Vorstufe des Botenstoffes Serotonin, des Melatonins und des Vitamins B_3. Was dies jetzt im Einzelnen bedeutet und was für weitreichende Auswirkungen dies hat, wollen wir uns nun näher ansehen.

Aufgabe im Körper
Neurotransmittersynthese: Serotonin ist einer der Botenstoffe im Gehirn. Das heißt, dass die Nervenzellen erst durch diese Botenstoffe miteinander in Kontakt treten und erst so ihre Funktion erfüllen können. Diese Botenstoffe sind an den Nervenendigungen gelagert und warten dort auf ihren Einsatz. Serotonin regelt unsere Laune und Stimmung, den Schlafrhythmus, unseren Appetit und spielt auch eine wesentliche Rolle für unser Gedächtnis, das Lernen und hat Einfluß auf Herz und Kreislauf, gerade in Stress-Situationen.

Depressionen gehen fast ausnahmslos mit niedrigen Serotonin-Spiegeln einher. Um dies zu korrigieren, gibt es theoretisch zwei Möglichkeiten: Hemmung des Abbaus von Serotonin, also die Blockade seiner Wiederaufnahme in die Nervenendigungen. Es steht dann mehr Serotonin als Botenstoff zur Verfügung. Auf diese Art funktionieren viele der modernen Pharmaka, die gegen Depressionen wirksam sind. Zweitens sind auch genügend hohe Spiegel der Ausgangssubstanz, nämlich Tryptophan, eine nebenwirkungsfreie Möglichkeit, die Serotonin-Produktion anzukurbeln.

Depressionen kommen an sich öfter vor, als angenommen wird. Die Dunkelziffer ist sehr hoch. Der Teufelskreis aus bleierner Müdigkeit, Antriebslosigkeit, gepaart mit massiven Schlafproblemen kann, wenn es einmal so weit ist, in der Regel nur mehr mit antidepressiven Pharmaka gelöst werden. Die milde Variante kennt wahrscheinlich jeder. Es wächst einem alles über den Kopf, man ist unruhig, aber vor lauter Unruhe ist man dann auch schon wieder gelähmt. Und am Abend im Bett kreisen die Gedanken und lassen uns nicht einschlafen. Eine schlaflose Nacht in der Gedankenmühle hebt die Lebensgeister auch nicht gerade. Der Zustand geht dann deutlich in Richtung impulsiv, depressiv, aggressiv. Dieses Verhalten bringt uns in der Regel auch kein positives Feedback ein, unsere Laune wird auf diese Art keinesfalls besser und wir befinden uns in einem richtigen Teufelskreis.

Niedrige Serotonin-Spiegel gehen in der Regel mit niedrigen Tryptophan-Spiegeln einher. Es gibt jetzt noch eine Möglichkeit, den Serotonin-Spiegel anzuheben: Hohe Insulin-Spiegel, wie sie nach dem Verzehr von Kohlenhydraten zwangsläufig auftreten, fördern ebenfalls die Tryptophanaufnahme im Gehirn und ermöglichen eine raschere Einschleusung dieser Aminosäure.

Ein Versuch des Körpers, den so wichtigen Serotonin-Spiegel zu erhöhen und dafür alle Möglichkeiten auszuschöpfen und an die Reserven zu gehen, führt dann zu Heißhunger- und in weiterer Folge auch zu Fress-Attacken. Eine Verzweiflungsreaktion des Körpers, die ihre ganz, ganz großen Schattenseiten hat. (Siehe Kapitel Stoffwechsel und Ernährung.)

Außerdem senkt Serotonin auch noch den Blutdruck, also alle Zeichen stehen auf Gelassenheit, aber nicht eine Laisser-faire-Gelassenheit, weil man eigentlich zu schwach oder initiativlos ist, etwas zu tun, sondern Gelassenheit mit innerer Stärke, vergleichbar einem fernöstlichen Kampfsportler, der seine Stärke auch aus Stabilität und alerter und konzentrierter Ruhe bezieht.

Melatoninproduktion: Die zweite Substanz, die aus Tryptophan über Serotonin gebildet wird, ist das Melatonin. Es ist für den Tag-Nacht-Rhythmus verantwortlich und regelt unsere innere Uhr.

Zellatmung: Teilweise wird Tryptophan in Niacin umgewandelt und wirkt auf diese Art sogar noch als Vitamin. Und was für eines! Es gehört zur Gruppe der B-Vitamine und nimmt damit eine ganz wichtige Funktion im Energiestoffwechsel der Zellen ein. Es besteht aus Nikotinsäure und Nikotinamid, was man keinesfalls mit Nikotin verwechseln darf. Denn im Gegensatz dazu ist die Nikotinsäure sehr nützlich für die Zellatmung. Sie ist an sehr vielen enzymatischen Vorgängen beteiligt und hat auch antioxidative Wirkungen. Sie ist das einzige der B-Vitamine, das im Körper selbst gebildet werden kann, aber immer vorausgesetzt, dass genügend Tryptophan zur Verfügung steht

Wo es drin ist
Hauptsächlich findet sich Tryptophan in Milch- und Milchprodukten, Ei, Nüssen, Kartoffeln, Erbsen und Zwiebeln.

TRYPTOPHAN 47

*Wenn es zu wenig davon
im Körper gibt*
Ein Mangel kann zu Depressionen und Schlafstörungen führen.

Wenn es zu viel davon im Körper gibt
Kann zu Übelkeit führen. Es soll nicht bzw. nur mit großer Vorsicht und unter ärztlicher Kontrolle gemeinsam mit bestimmten Antidepressiva (MAO – Hemmer, Serotonin – Wiederaufnahmehemmer) genommen werden.

Wann man mehr davon braucht
- bei großem Stress
- bei Einschlafstörungen
- bei Dauerstress
- bei depressiven Verstimmungen
- bei Heißhungerattacken
- bei langen Flugreisen

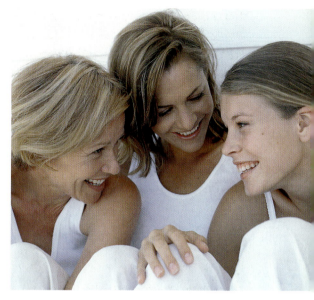

Ein ausgeglichener Serotonin-Spiegel bedeutet Gelassenheit und innere Stärke für Jung und Alt.

Kraft zum Loslassen
Er telefoniert mit zwei Mobiltelefonen gleichzeitig, raucht mindestens zwei Schachteln Zigaretten am Tag und hetzt von einem Termin zum nächsten. Stress ohne Ende. Martin L., 48, Wirtschaftsanwalt. Sehr erfolgreich. Terminkalender prallvoll. Zum Frühstücken bleibt keine Zeit. Rasch einen Kaffee, mittags einen Snack, der frei von Vitalstoffen ist. Auch seine Freizeit ist mit gesellschaftlichen Verpflichtungen verplant. Ist einmal ein Loch im Terminplan, hetzt er in den Fitnessclub und martert seinen Körper, dessen Abwehrkräfte bereits geschwächt sind. Er steht unter Starkstrom. Martin ist erschöpft, kann sich nicht mehr konzentrieren. Er schläft schlecht und fühlt sich oft niedergeschlagen. Blutdruck und Puls sind hoch.

Martins Aminogramm war erschreckend. Er hatte ausgeprägte Defizite bei sieben essenziellen und allen 12 nichtessenziellen Aminosäuren. Mit Ausnahme des Methionins lagen alle Aminosäuren weit unterhalb der unteren Normgrenze. Das Methionin war grenzwertig niedrig. Erschreckend auch deshalb, weil der Homocysteinwert ein hohes kardiovaskuläres Risiko anzeigte. »Die Aminosäuren können Sie unterstützen, aber die Hauptsache müssen Sie selber tun«, sagte ich Martin. »Kümmern Sie sich um Ihren Körper, um Ihre Gesundheit.«

Ich mischte für Martin die Superplus-Formel: Aminosäuren, vor allem Arginin und Lysin, um die Produktion des körpereigenen Wachstumshormon anzukicken, Vitamine, Coenzym Q10, um die freien Radikale des hohen Nikotinkonsums einigermaßen auszugleichen, Spurenelemente, Grünteeextrakt. Dreimal täglich für drei Monate.

Martin L. gewann seine Kräfte zurück – und investierte sie in einen liebevollen Umgang mit seinem Körper, regelmäßig essen, sinnvolle Gymnastik, mindestens zweimal pro Woche joggen. Rauchen tut er leider immer noch, aber reduzierte es auf eine Schachtel pro Tag.

Valin, Isoleuzin und Leuzin – die Bodyguards

Valin, Isoleuzin und Leuzin sind essenzielle Aminosäuren und ähneln einander in Struktur und Funktion wie echte Drillinge. Sie werden wegen ihrer chemischen Struktur als verzweigtkettige Aminosäuren bezeichnet. In Sportlerkreisen werden sie als BCAAs (Branched Chain Amino Acids) bezeichnet und häufig angewendet.

Aufgabe im Körper
Energiequelle für Muskeln: Valin, Isoleuzin und Leuzin sind in der Regel auch miteinander tätig und ihr Hauptarbeitsfeld sind die Skelettmuskeln. Sie sind der hauptsächliche Treibstoff für anabole, also für aufbauende Stoffwechselreaktionen.

Sie stimulieren diese und verhindern Proteinabbau auch unter Stress. Stress bedeutet in diesem Fall heftiges Muskeltraining, größere Verletzungen, die z. B. auch in einer Operation ihre Ursache haben können. Auch ernstere, länger dauernde Fieberzustände und Infektionen erfordern eine höhere Zufuhr an BCAAs, wenn man einen Muskelabbau aufhalten will. Diese drei unterscheiden sich in ihrem Stoffwechselverhalten geringfügig, aber gerade so viel, dass wirklich alle Möglichkeiten der Energiegewinnung ausgenützt sind. Valin und Isoleuzin werden im Notfall, das heißt bei einem Mangel an Glukose, zu deren Neubildung direkt herangezogen, während Leuzin über den Fettstoffwechsel in dieser Richtung wirkt.

Bei niedrigen Insulin-Spiegeln, also im Prinzip bei solchen, die nicht mehr in der Lage sind, erhöhte Blutzucker-Werte zu kontrollieren, können weniger BCAAs in den Muskel eingebaut werden. Solch eine Situation liegt also im schlimmsten Fall bei manifestem Diabetes mellitus vor. Dabei kommt es zu einem mehr oder weniger großen

VALIN, ISOLEUZIN, LEUZIN

Verlust an Muskelmasse, daher kommt es unter anderem auch vorerst zu einer stärkeren Gewichtsabnahme bei noch nicht erkanntem bzw. schlecht behandeltem und eingestelltem Diabetes. Was man dabei hauptsächlich verliert, sind aber eben Muskeln. Dem kann bis zu einem gewissen Grad durch zusätzliche BCAAs begegnet werden.

Leberstoffwechsel: Neueste Untersuchungen geben deutliche Hinweise darauf, dass bei eingeschränkter Leberfunktion, und zwar sogar bei sehr stark eingeschränkter im Falle einer Leberzirrhose, das totale Leberversagen hinausgeschoben oder sogar die Leberfunktion durch die Gabe von BCAAs verbessert werden konnte.

Wo es drin ist
Viele unserer tierischen und pflanzlichen Lebensmittel enthalten Valin, Isoleuzin und Leuzin in großen Mengen: Weizenkeime, Tunfisch, Lachs, Erdnüsse, Rinderfilet, Reis u. v. a.

Wenn es zu wenig davon im Körper gibt
Bei einer mangelnden Zufuhr von Valin, Isoleuzin und Leuzin kann es zu einem Verlust an Muskelmasse und zu Schwäche kommen, es tritt ein kataboler (abbauender) Effekt ein.

Wenn es zu viel davon im Körper gibt
Alle drei Aminosäuren müssen in einem ausgewogenen Verhältnis eingenommen werden. Wird eine davon in höherer Dosis eingenommen, kommt es zu einer Störung der Proteinsynthese. Außerdem blockieren die BCAAs die Zufuhr von Tryptophan, Phenylalanin und Tyrosin zum Gehirn, da sie bevorzugt transportiert werden, was dann wiederum zu Mangelzuständen dieser Aminosäuren führen kann.

Wann man mehr davon braucht
- bei hohem physischen Stress durch Hochleistungssport
- bei Operationen und größeren Verletzungen
- zum Muskelaufbau
- bei Menschen, die viel Sport treiben

Kraft zum Siegen

Im Sommer vor der Skiweltmeisterschaft 2003 schickte Heini Bergmüller, der Leiter des Olympiastützpunkts Obertauern, eine Blutprobe von Michael W., 28, ein. Heini Bergmüller trainierte Michael W. seit 1998. Mit seiner individuellen Trainingsmethode am Ergometer konnte er ihn auf ein sehr hohes Leistungsniveau heben. Im Rahmen der Vorbereitung für die Weltmeisterschaft 2003 wollte Heini Bergmüller Michaels Immunabwehr mit Aminosäuren stärken, denn Michael litt oft an Verkühlungen und grippalen Infekten.

Das Aminogramm zeigte, dass die Blutwerte von Phenylalanin, Tryptophan und Valin an der unteren Grenze des Normbereichs lagen. Dieses Profil sprach für eine generelle Minderversorgung mit Aminosäuren, leicht erklärbar durch die Trainingsbelastung. Valin ist für den Muskelaufbau und die Ausdauer wichtig. Phenylalanin und Tryptophan sind die Grundbausteine für die Botenstoffe Dopamin und Noradrenalin, für die Endorphine und für Serotonin. Sie sind für innere Ruhe und Harmonie, für unseren Optimismus verantwortlich – und für die Euphorie, die ein Sportler zum Siegen braucht.

Michaels Aminogramm wies auch niedrige Taurin-Werte auf. Sie sind ein Warnhinweis für oxidativen Stress, der bei der hohen sportlichen Belastung durch freie Radikale ausgelöst wird.

Das führt zu Konzentrationsmangel und hoher Ammoniak-Konzentration im Blut. Die Entgiftung des Ammoniaks erfolgt durch das System Asparagin und Asparaginsäure sowie Glutamin und Glutaminsäure. Michaels Werte dieser Aminosäuren waren niedrig, was für eine unzureichende Entgiftung des Ammoniaks sprach. Damit war auch seine Müdigkeit erklärbar.

Ich stellte die maßgeschneiderte Aminosäurenmischung für Michael W. zusammen. Er wurde im gleichen Winter, 2003, Weltmeister in der Abfahrt in St. Moritz!

»Einmal habe ich mich seither verkühlt«, erzählt Michael W., »und das war, als ich vergaß, die Aminosäuren nachzubestellen.«

Glyzin – klein, aber fein

Glyzin ist die kleinste und am einfachsten strukturierte Aminosäure. Sie ist eine nichtessenzielle Aminosäure, die aus einigen anderen gebildet werden kann. Die Hauptlieferanten sind Threonin und Serin.

Aufgabe im Körper

Kollagensynthese: Glyzin ist erstens einmal ein wichtiger Baustein von Proteinen. Es ist von der Aminosäurenseite her der prominenteste Bestandteil von

Kollagen, das immerhin fast ein Drittel des gesamten im Körper vorkommenden Proteins ausmacht. Davon ist wiederum fast ein Drittel Glyzin. Kollagen bildet die Grundlage für Knochen, Knorpel, Bindegewebe und Haut. Es ist recht stabil und nicht leicht von außen angreifbar. Nur wenn man solche Substanzen kocht, kapituliert es, und dann wird Gelatine daraus. Aber auch ohne solche drastischen Maßnahmen leidet das Gerüst mit der Zeit. Arthrose, welke Haut, Osteoporose sind die Folgen.

Wundheilung: Auch Elastin besteht zu einem Gutteil aus Glyzin. Seine Funktion erklärt sich aus dem Namen, und gerade bei der Haut bemerkt man schmerzlich die nachlassende Funktion. Seine Wichtigkeit in diesen Strukturen erklärt auch seine Wichtigkeit im Rahmen der Wundheilung. Besonders gut funktioniert diese übrigens auch noch mit Hilfe von Arginin.

Energiestoffwechsel: Diese Glyzin-Arginin-Beziehung kommt noch einmal bei der Bildung von Kreatin zum Tragen. Dieser Stoff ist zu 95 Prozent im Muskel gespeichert und bildet dort die Reserve für die Bildung von ATP zwecks Energiebereitstellung.

Genetische Information: Es ist auch ein wichtiger Bestandteil der Nukleinsäuren, die ihrerseits wieder der Hauptbestandteil der DNA und damit der genetischen Information sind.

Prostataschutz: Außerdem ist es im Prostatasekret enthalten und damit offenbar für eine gute Funktion wichtig.

Leberstoffwechsel: Seine Rolle als Radikalfänger ist im Kapitel Cystein näher erläutert. Es hat aber auch noch eigene entgiftende Eigenschaften, die über die Leber abgewickelt werden.

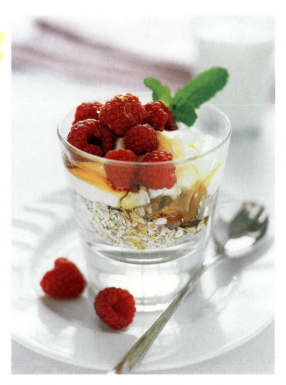

Haferflocken enthalten das für die Regeneration so wichtige Glyzin.

AMINOSÄUREN AUFFÜLLEN

Nervensystem: Als Überträgerstoff im Gehirn hat es eine hemmende Funktion. Es kann krankhafte Muskelspasmen entspannen und sogar bei agitierten Zuständen beruhigend wirken.

Wo es drin ist
Glyzin ist in fast allen eiweißhaltigen Nahrungsmitteln enthalten, besonders in Fisch, Fleisch, Milchprodukten und Hülsenfrüchten.

Wenn es zu wenig davon im Körper gibt
Kann zu Abbau von Bindegewebe, zu Energiemangel und zu geschwächter Abwehr führen.

Wenn es zu viel davon im Körper gibt
Es kann zu einem Anstieg des Ammoniaks mit daraus resultierender Müdigkeit führen.

> **Wann man mehr davon braucht**
> - bei erhöhter sportlicher Beanspruchung oder anhaltender körperlicher Schwerstarbeit
> - bei beginnenden Prostata-Problemen
> - bei hyperaktiven Nervenreaktionen (zusammen mit Threonin)
> - bei Haut- und Nagelproblemen

Serin – der Manager der Zellmembranen

Serin ist eine nichtessenzielle Aminosäure, die ihren Platz im Trio Threonin, Glyzin und eben Serin hat. Entsprechend kann sie auch aus den beiden anderen gebildet werden.

Aufgabe im Körper
Nervenstoffwechsel: Serin ist Bestandteil der Myelinhüllen von Nervenfasern und wichtiger Proteine im Gehirn. Eines dieser Proteine ist Phosphatidylserin, wieder einer der Stoffwechsel-Tausendsassas. Es bildet, wie gesagt, den Hauptbestandteil der Hüllen der Nervenzellen und ist hiermit auch für die Kommunikation der Zellen untereinander von Bedeutung. Auf diese Art kann diese Substanz in gewisser Weise sogar einen kleinen Beitrag zur Regeneration von Hirngewebe leisten. Lern- und Gedächtnisleistungen sowie Konzentrationsfähigkeit können sogar bei an Alzheimer erkrankten Personen durch diese Substanz deutlich verbessert werden.

Stressabbau: Außerdem ist Phosphatidylserin auch noch bei belastenden Stress-Situationen von größerer Bedeutung. Dabei kann es nämlich die Freisetzung von Kortisol etwas hinauszögern.

DNA-Synthese: Wie seine Schwester Glyzin ist Serin essenziell an der Synthese und Zusammensetzung der DNA beteiligt und dort unerlässlich.

Kohlenhydrat-Stoffwechsel: Serin kann auch im Kohlenhydrat-Stoffwechsel helfend eingreifen. Es kann wie Glukose zu Pyruvat abgebaut und damit zur Energiegewinnung über den Zitronensäure-Zyklus verwendet werden.

Verdauung: Es ist wichtiger Bestandteil von Trypsin und Chymotrypsin, die in der Bauchspeicheldrüse gebildet werden und Proteine aufspalten können, also eine wichtige Rolle in der Eiweiß-Verdauung spielen.

Wo es drin ist
Serin ist vor allem enthalten in: Hafer, Mais, Sojabohnen und Erdnüssen.

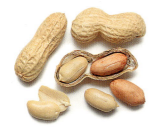

Wenn es zu wenig davon im Körper gibt
Kann zu Depressionen und Energiemangel führen.

Wenn es zu viel davon im Körper gibt
Kann zu Ungleichgewichten im Aminosäure-Stoffwechsel führen Außerdem gibt es Hinweise auf Zusammenhänge zwischen hohen Serin-Plasmakonzentrationen und psychotischen Zuständen (manisch-depressive Krankheit, Schizophrenie).

Wann man mehr davon braucht
- bei Verdauungsproblemen
- bei Energiemangel
- bei Konzentrationsstörungen

Tyrosin – für konzentrierte Aufmerksamkeit

Tyrosin ist eine nichtessenzielle Aminosäure, da sie aus Phenylalanin hergestellt werden kann. Falls nicht genügend Phenylalanin zur Verfügung steht oder der Abbauweg von Phenylalanin blockiert ist, wird Tyrosin selbst aber zur essenziellen Aminosäure.

Aufgabe im Körper
Sympathisches Nervensystem: Sein vielleicht wichtigster Job ist die Bildung von Adrenalin. Das ist das Hormon, das uns in Alarmbereitschaft versetzt und uns ermöglicht, auf Stress beziehungsweise auf fordernde Außenreize adäquat zu reagieren. Es setzt also quasi unser sympathisches Nervensystem in Gang. Wie das Gegensatzpaar sympa-

thisches-parasympathisches Nervensystem funktioniert, sei hier kurz ausgeführt. Als Bild ein Beispiel aus dem Tierreich: für das parasympathische Nervensystem – ein Hase sitzt im Klee und frißt. Er ist ruhig, alle Kraft und Konzentration ist auf das Verdauungssystem ausgerichtet. Die Säfte fließen, die Pupillen sind eng, die Gefäße weit, der Blutdruck ist eher niedrig. Dann kommt ein wildes Tier, das es auf den Hasen abgesehen hat. Er erschrickt, die Pupillen werden weit, das Herz beginnt schneller zu schlagen und der Blutdruck steigt und auf Fressen ist ihm gründlich die Lust vergangen. Alle Kapazitäten werden jetzt auf eine hoffentlich erfolgreiche Flucht konzentriert.

Eine Situation, die, neutral ausgedrückt, vermehrten Einsatz fordert, gibt den Startschuss für die Adrenalin-Produktion. Dies führt als erstes zur Bildung von Tyrosin aus Phenylalanin. Daraus entsteht dann L-Dopa, aus diesem wird dann Dopamin. (Das geschieht mit Hilfe von Vitamin B_6 und Phosphor. Magnesium ist auch wichtig für all diese Reaktionen.).

Dieses fungiert hauptsächlich als Überträgerstoff im Gehirn und kontrolliert dort unter anderem unsere Motorik. Ein Mangel an Dopamin führt zu Morbus Parkinson, einer gar nicht so seltenen Erkrankung im höheren Lebensalter, bei der die Bewegungsabläufe gestört sind. Durch Dopamin-Mangel nimmt die Beweglichkeit immer weiter ab. Zusätzlich ist dann auch das Muster der anderen Überträgerstoffe gestört, was dann zum Beispiel zu unkontrollierbarem Zittern führt.

Beim Dopamin bleibt es aber nicht, sondern es entsteht unter Mitwirkung von Vitamin C und Kupfer in weiterer Folge Noradrenalin. In dieser Form kommt es vor allem im sympathischen Nervensystem zum Einsatz und wird als Adrenalin im Mark der Nebenniere gespeichert.

Schilddrüsenhormone: Tyrosin bildet gemeinsam mit Jod die Hormone der Schilddrüse. Diese regulieren den Grundumsatz, also die Energie- und Wärmeproduktion.

Hautschutz: Tyrosin ist auch eine der Aminosäuren, die sehr erfolgreich freie Radikale abwehren können. Aus Tyrosin wird nämlich Melanin gebildet, das Pigment, das unsere Haut bei Sonnenbestrahlung braun werden lässt. Überall in unserer Haut gibt es Zellen, so genannte Melanozyten, die für die Pigmentierung, also letztendlich für die Farbe der Haut, Augen und Haare verantwortlich sind. Diese haben aber noch etwas Spielraum und können bei Bedarf weitere Pigmente erzeugen. Dieser Bedarf ist vor allem dann gegeben, wenn die Haut starker UV-Bestrahlung ausgesetzt ist, mit all den schädlichen

TYROSIN

Folgen, die im Kapitel oxidativer Stress beschrieben sind. Die Haut wird dann braun und kann sich – und da vor allem ihre elastischen Fasern – auf diese Art vor freien Radikalen schützen.

Wo es drin ist
Reichlich vorhanden ist Tyrosin in Gemüse, Nüssen, Weizenkeimen, Samen, Fleisch, Fisch und Milchprodukten.

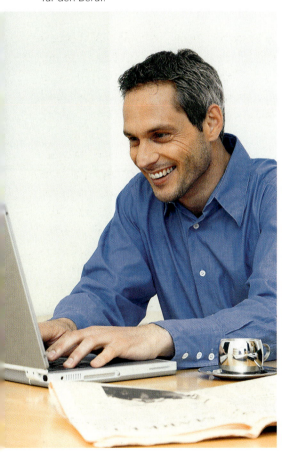

Der richtige Aminosäuremix gibt Schwung für den Beruf.

Wenn es zu wenig davon im Körper gibt
Kann zu Depressionen, herabgesetzter Gedächtnisleistung und verminderter Stress-Resistenz führen.

Wenn es zu viel davon im Körper gibt
Hohe Dosen können Tryptophanaufnahme blockieren.

Wann man mehr davon braucht
- bei Dauerstress
- bei zuviel Sonneneinstrahlung
- bei Depressionen
- bei Konzertrationsschwäche

Kraft für Lebensfreude
Herbert M. sah bleich aus, als er zu uns kam. Ein 35-Jähriger ohne Energie, ohne Ausstrahlung, ohne Vitalität. Er erzählte, dass er sich rein vegetarisch ernähre und mit seiner Leistung unzufrieden ist. Er ist ein erfolgreicher Marathonläufer, der diesen Sport als Hobby betreibt. Seine berufliche und sportliche Doppelbelastung machte ihm zu schaffen.

Sein Blutprofil zeigte viele Defizite im Bereich der essenziellen Aminosäuren, Arginin, Threonin, Lysin, Methionin und Phenylalanin waren gefährlich untervertreten. Von den nichtessenziellen Aminosäuren waren Glyzin, Serin, Taurin sowie *Glutamin und Glutaminsäure* viel zu niedrig. Ein häufiges Bild bei Menschen, die sich strikt vegetarisch ernähren – leider. Man benötigt schon viel Wissen, Hingabe und Disziplin, um mit pflanzlichen Proteinen den Bedarf für ein hektisches Leben zu decken. Da die von uns verwendeten Aminosäuren größtenteils aus pflanzlichen Produkten isoliert und nur wenige synthetisch hergestellt werden, war Herbert bereit, es mit Nahrungsmittelzusatz aus Aminosäuren zu versuchen.

Zwei Wochen nach Beginn der Vitatonic-Einnahme berichtet Herbert, er stehe morgens leicht auf, verspüre wieder Lust auf Dinge, die ihn lange nicht mehr interessierten – Kino, Bergtouren, Sex.

Asparagin und Asparaginsäure – die Arbeiter im Kraftwerk

Asparagin und Asparaginsäure sind nichtessenzielle Aminosäuren. Asparagin war übrigens die erste Aminosäure, die isoliert werden konnte. Das glückte Anfang des 19. Jahrhunderts aus dem Spargel und es ist wohl anzunehmen, dass Asparagin dieser Tatsache seinen Namen verdankt. Erst Jahrzehnte später wurde dann die Asparaginsäure entdeckt. Die beiden sind einander in der Struktur sehr ähnlich und auch leicht ineinander überzuführen.

Aufgabe im Körper

Energiestoffwechsel: Zusammen mit Glutamin und Glutaminsäure spielen Asparaginsäure und Asparagin eine wichtige Rolle bei der Energiegewinnung in den Mitochondrien. Mitochondrien sind die »Kraftwerke« der Zellen, also die Zellstrukturen, in denen zugeführte Nahrung in für den Körper brauchbare Energie verwandelt wird.

Genetische Information: Asparaginsäure ist eine der beiden Ausgangssubstanzen für den Bau von Pyrimidin, das seinerseits wiederum ein unerlässlicher Bestandteil der DNA, also des Trägers der Erbsubstanz ist.

Glykoproteinproduktion: Sie sind auch maßgeblich an der Bildung von Glykoproteinen beteiligt, das sind Kombinationen aus Kohlenhydraten und Eiweiß. Dabei spielt Asparagin eine ganz entscheidende Rolle, weil es nämlich die Verbindung zwischen dem Kohlenhydrat- und dem Eiweißanteil herstellt. Beispiele für solche Glykoproteine sind neben zahlreichen Enzymen auch Blutgerinnungsfaktoren und Immunglobuline.

Neurotransmitter: Asparagin und Asparaginsäure sind auch in relativ hoher Konzentration im Gehirn vorhanden. Sie wirken dort als Neurotransmitter, also als Überträgerstoffe zwischen den Nervenzellen, wobei Asparaginsäure

ASPARAGIN 57

beschleunigend wirkt, während Asparagin eher für die Balance zwischen beschleunigend und hemmend zuständig ist.

Entgiftung: Außerdem spielen beide eine große Rolle bei der Entgiftung von Ammoniak, indem sie ihn unschädlich machen und in den Harnstoff-Stoffwechsel einschleusen. Harnstoff ist das Endprodukt des Eiweiß-Stoffwechsels und enthält die Bestandteile, die der Körper nun wirklich gar nicht mehr brauchen kann.

Ganz neu: Asparagin ist Bestandteil von Aquaporinen. Diese ist die Struktur, die den Transport von Wasser durch eine Zellwand ermöglichen. Die chemische Entschlüsselung dieses so selbstverständlich erscheinenden Vorgangs gelang erst Ende des vorigen Jahrhunderts und wurde 2003 mit dem Nobelpreis für Chemie belohnt.

Wo sie drin sind

Besonders reichlich natürlich im Spargel, aber auch in anderen Gemüsen, wie Kartoffeln, und im Getreide. Ebenso enthalten sind sie in Kokosnüssen und vielen Fruchtsäften.

Wenn es zu wenig davon im Körper gibt

Ein Mangel an diesen beiden Aminosäuren kann sich in Müdigkeit und ver-

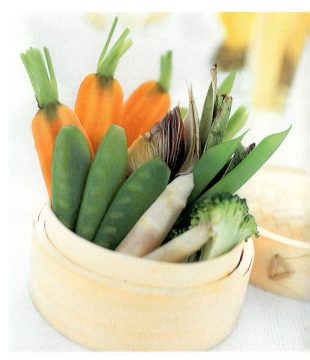

Die Asparaginsäure verdankt ihren Namen dem Spargel. Sie steckt in ihm und in anderen Gemüsesorten.

minderter Ausdauer äußern. So zu finden beim CFS (Chronic Fatigue Syndrome). Eine Krankheit, die in der Folge von Viruskrankheiten auftreten kann und sich in bleierner Müdigkeit und heftigen Muskelschmerzen äußert und fast immer erniedrigte Werte aufweist.

Wenn es zu viel davon im Körper gibt

Hinweise in Studien, die allerdings teilweise widersprüchlich sind, weisen darauf hin, dass Asparaginsäure in sehr hohen Dosierungen irritierend auf das vegetative Nervensystem wirkt. Diese Untersuchungen wurden durchgeführt, da diese Aminosäure in künstlichen Süßstoffen enthalten sein kann. Die Ergebnisse sind aber nicht eindeutig und beziehen sich auch nur auf exorbitant hohe Dosen.

> **Wann man mehr davon braucht**
> - bei einem geschwächten Immunsystem
> - bei Leistungsschwäche und Müdigkeit

Cystein – der Saubermacher

Cystein ist eine nichtessenzielle Aminosäure, die im menschlichen Körper zumeist aus Serin und Methionin gebildet wird. Es gehört hiermit zu den schwefelhaltigen Aminosäuren und ist sehr reaktionsfähig, da es eine so genannte Thiol-Gruppe enthält. Diese ist sehr reaktiv und kann daher freie Radikale fangen und Schwermetalle wie Kupfer entgiften.

Aufgabe im Körper
Radikalfänger: Es ist zusammen mit Glutamin und Glyzin an der Bildung von Glutathion beteiligt. Glutathion ist einer der potentesten Bekämpfer der freien Radikale. Es hat freie Elektronen übrig, die den aggressiven Sauerstoff unschädlich machen können. Es wird vor allem in den roten Blutkörperchen selbstständig gebildet, da ja dort die Situation in Bezug auf Sauerstoff besonders sensibel ist. Schließlich transportieren die roten Blutkörperchen (oder Erythrozyten, wie sie auch genannt werden) den lebensnotwendigen Sauerstoff überallhin, gerade deshalb ist es ganz wichtig, dass er ordentlich abgepuffert ist. Hier haben wir ein schönes Beispiel, wie nah doch Schaden und Nutzen beieinander liegen können.

Entgiftung: Glutathion kommt aber auch sonst überall im Körper vor, entweder als antioxidativ wirksame Substanz oder auch als entgiftende Substanz in der Leber. Pech ist nur, dass die Konzentration dieses Wunderdings mit steigendem Alter abnimmt. Cystein bildet aber noch einen zweiten, sehr potenten entgiftenden Stoff: N-Acetyl-Cystein, der auch jede Menge Toxine aus den Zellen entfernt. Dieser Stoff wird übrigens auch in Medikamenten, die den Schleim bei Bronchitis verflüssigen, benutzt.

Entschlackung: Cystein bildet zusammen mit Lipiden das Lipofuscin, das als Alterspigment vor allem in den Muskeln abgelagert wird. Das mag auf den ersten Blick nicht angenehm, ja sogar

CYSTEIN

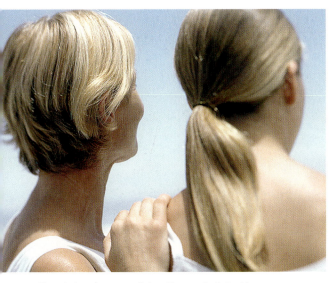

Cystein ist ein wesentlicher Bestandteil der Haare.

überflüssig erscheinen, ist es aber nicht. Denn letztlich handelt es sich dabei um eine Aufräumaktion des Körpers, der auf diese Art aus diversen Gründen kaputt gegangene und irreparable Proteine entsorgt. Also eigentlich ein Beispiel für die »Schlacken«, die überall herumgeistern.

Haut- und Haarwuchs: Cystein ist ein ganz wesentlicher Bestandteil der Haare und der Haut. Dort liegt es allerdings als Cystin vor, da sind jeweils zwei Schwefelatome miteinander ganz fest verbunden. Welchen Aufwand es erfordert, diese zu trennen, merkt man spätestens beim Friseur. Mit aufwendigen Methoden kann man diese Schwefelbrücken trennen, sie fügen sich aber sofort wieder an anderer Stelle zusammen. Diese ganze mühsame Prozedur nennt man dann Dauerwellen.

Glukosesynthese: Auch Cystein kann im Falle eines Energie-Engpasses einspringen, indem es in Glukose übergeführt wird und somit den normalen Weg aller Glukose nimmt. Siehe Stoffwechsel-Kapitel. Es kann sogar bei der Synthese von Fettsäuren helfen, indem es seine reagible SH-Gruppe zur Verlängerung der Fettsäure-Moleküle zur Verfügung stellt, falls der Körper diese irgendwo benötigt.

Wo es drin ist
Besonders reichhaltig kommt Cystein vor in: Fisch (Lachs), Fleisch (Rinderfilet) und Gemüse (z. B. Brokkoli, grüne Erbsen, Rosenkohl, Spinat), Ei, Sojabohnen, Cashewnüssen, Vollkornbrot und Reis.

Wenn es zu wenig davon im Körper gibt
Kann zu schlaffem Bindegewebe, zu schlechter Haut und zu Haarschäden führen.

Wenn es zu viel davon im Körper gibt
Es kann zu einem Anstieg des Ammoniakspiegels kommen. Die Folgen sind

Ermüdung und Konzentrationsschwäche. Hohe Dosen können auch zur Bildung von Nierensteinen führen.
Da Gelatine große Mengen von Cystein enthält, sollte man Aminosäuren nicht in Gelatine-Kapseln einnehmen.

> **Wann man mehr davon braucht**
> - bei toxischer Belastung zur Entgiftung
> - bei Haar- und Hautproblemen

Glutamin, Glutaminsäure – wichtig für Körper und Geist

Glutamin und Glutaminsäure sind nichtessenzielle Aminosäuren. Beide können ineinander umgewandelt werden und sind im Körper reichlich vorhanden. Dementsprechend haben sie viele verschiedene Aufgaben. Darüber hinaus gibt es auch viele Möglichkeiten, Glutaminsäure aus anderen Aminosäuren zu bilden.
Glutamin hat von allen Aminosäuren die höchste Konzentration im Blut und in den Muskelgeweben und ist im menschlichen Organismus die wichtigste nichtessenzielle Quelle für Stickstoff. Daher wird Glutamin zum Beispiel nach größeren Operationen zu einer essenziellen Aminosäure.

Aufgabe im Körper
Proteinaufbau: Glutaminsäure wird zum Proteinaufbau, zur Bildung von Glutathion, anderen Aminosäuren und GABA (Gamma-Amino-Buttersäure) verwendet – einem Neurotransmitter im Gehirn, der beruhigend auf die Nervenbahnen wirkt.

Zellaufbau: Glutamin bewirkt auch Wassereinlagerung in die Zellen. Die daraus resultierende Vergrößerung des Zellvolumens ist für die Zelle ein anaboles Signal, das heißt, sie wird aufgefordert, mehr Eiweiß bzw. Muskelmasse zu synthetisieren. Glutamin ist ein wichtiger Baustein für die Muskeln.

Immunsystem: Bei großem Stress und starker körperlicher Belastung ist der Glutaminbedarf besonders groß. Durch den damit einhergehenden Wasserverlust wird zusätzlich die Proteinsynthese herabgesetzt. Außerdem sistiert auch noch die Glutathion-Produktion (zur Funktion von Glutathion siehe Kapitel Cystein), da ja Glutaminsäure ein wichtiger Bestandteil des Glutathions ist. Dadurch kann der Körper oxidativem Stress viel schlechter beggnen. Also ein Zustand, der tunlichst vermieden werden sollte. Aber deswegen bekommen ja auch schwerkranke Menschen im Krankenhaus Infusionen mit Aminosäuren, da sie sich damit wesentlich schneller erholen können.

ALANIN

Gehirnstoffwechsel: Glutamin, Glutaminsäure und GABA bilden bezüglich des Hirnstoffwechsels ein Dreigestirn, in dem Glutaminsäure anregend auf die Nervenzellen wirkt, GABA beruhigend und Glutamin als Treibstoff fungiert.

Entgiftung: Auch Glutamin ist eine der Aminosäuren, über die der giftige Ammoniak abgebaut wird. Außerdem kann es den Säure-Basen-Haushalt regeln.

Wo es drin ist
Glutaminsäure ist in vielen eiweißreichen Lebensmitteln enthalten: Geflügel, Fisch und Gemüse (besonders Möhren und Rettich). Dagegen sind Glutamin und GABA nur selten Nahrungsbestandteile.

Wenn es zu wenig davon im Körper gibt
Führt zu gesteigerter Infektanfälligkeit und verzögerter Regeneration nach körperlicher Tätigkeit. Eine weitere Folge eines Glutaminmangels ist vermehrter Muskelabbau, der auch die verzögerte Regeneration nach körperlicher Tätigkeit bedingt.

Wenn es zu viel davon im Körper gibt
Bekannt als »china restaurant disease« mit Kopfschmerzen, Schwindel, und Übelkeit. Der Übeltäter ist in diesem Fall das schon als Geschmacksverstärker eingesetzte Glutamat.

Wann man mehr davon braucht
- bei länger dauernder schwerer Krankheit
- nach Unfällen
- nach Operationen
- nach Verbrennungen
- bei starker und andauernder Stresseinwirkung

Alanin – der brave Träger

Alanin eine nichtessenzielle Aminosäure, die sowohl aus den verzweigtkettigen Aminosäuren als auch aus Pyruvat, das aus dem Kohlenhydrat-Stoffwechsel kommt, synthetisiert werden kann. Es ist hauptsächlich in den Muskeln lokalisiert.

Aufgabe im Körper
Energiestoffwechsel: Alanin spielt eine wichtige Rolle in den Stoffwechselprozessen zwischen Leber und Muskulatur. Je nach Bedarf transportiert Alanin Aminosäurenreste aus dem Muskel ab oder Glukose als Energiezufuhr hin – und pendelt auf diese Art zwischen Leber und Muskel hin und her. Falls der Blutzuckerspiegel abfällt und keine aktuellen Kohlenhydrate zur Verfügung stehen, greift der Körper auf die Muskeln zurück, wo dann Alanin mo-

bilisiert wird. Dieses wird dann zur Leber transportiert, wo es in Glukose umgewandelt und dann dem Muskel wieder als Energiereserve zur Verfügung gestellt wird. Dieser Effekt ist speziell bei allen Ausdauerleistungen wichtig.

Immunsystem: Alanin spielt außerdem eine bedeutende Rolle beim Aufbau der Lymphozyten, die wiederum ihrerseits einen wichtigen Bereich im Rahmen des Immunsystems abdecken.

Wo es drin ist
Wird – bei ausgewogener Ernährung – im Organismus aus der Brenztraubensäure beim Abbau von Kohlenhydraten synthetisiert.

Alanin enthalten Fisch, Fleisch, Geflügel, Milchprodukte und Eier.

Wenn es zu wenig davon im Körper gibt
Ein Mangel ist nur bei einem katabolen Zustand infolge eines generellen schweren Proteinmangels zu erwarten.

Wenn es zu viel davon im Körper gibt
Es sind keine Wirkungen diesbezüglich bekannt.

> **Wann man mehr davon braucht**
> - bei Menschen, die körperlich aktiv sind

Prolin – die Stütze für fast alles

Prolin ist eine nichtessenzielle Aminosäure, aber unerlässlich für Haut, Haare, Bindegewebe und Knochen. Es wird im Körper aus der Glutaminsäure gebildet. Andererseits kann aus Prolin mit Hilfe von Ornithin auch Arginin synthetisiert werden. Hiermit ist eigentlich über diese Aminosäure schon das meiste gesagt. Sie kommt entsprechend reichlich vor. Liegt im Ranking der Häufigkeit des Vorkommens auf Platz 3 (hinter Alanin und Glutamin).

Aufgabe im Körper
Kollagensynthese: Verständlich wird die große Menge an Prolin, wenn man weiß, dass der hauptsächliche Wirkungsort dieser Aminosäure das Kollagen ist. Dieses bildet quasi das Stützgerüst unseres Körpers, nämlich die Grundlage für Knochen, Bindegewebe und die Haut. Außerdem ist es noch für die Sehnen und Bänder, also für die Gelenke zuständig. Der Aufbau erfolgt in der Regel über Glutaminsäure und Ornithin mit Hilfe von Vitamin B_6 und Vitamin C. Prolin seinerseits kann zu Ornithin und Arginin werden. Ohne Vitamin C entsteht kein perfektes Kollagen. Daher ist der Zusatz von Vitamin C in Kosmetik-Produkten, die Prolin enthalten, durchaus sinnvoll.

Beim Abbau entsteht Hydroxyprolin. Dieser Stoff ist ein reines Abbau-Produkt, der Körper kann nichts mehr damit anfangen. Wenn dieser Stoff aber gehäuft im Harn erscheint, ist das ein entscheidender Hinweise, dass zum Beispiel vermehrter Knochenabbau (Osteoporose) stattfindet.

Es gibt auch vereinzelte Hinweise, dass Prolin den Herzmuskel schützen und Arteriosklerose verhindern soll. Falls diese Hypothese stimmt, dann vielleicht deswegen, weil aus Prolin ja Arginin gebildet werden kann. Das ist aber eher Spekulation.

Wo es drin ist

Prolin kommt am meisten in jenen Nahrungsmitteln vor, die einen hohen Proteingehalt haben und somit insgesamt reich an Aminosäuren sind, was besonders auf Fleisch, Quark und anderen Milchprodukten sowie in Weizenkeimlingen zutrifft. In Milchprodukten ist im Gegensatz zu den anderen Aminosäuren mehr Prolin enthalten als in Fleisch. Der Gehalt an Hydroxyprolin, ein Bestandteil des Kollagens, ist in Gelatine mit über 15 % besonders hoch.

Wenn es zu wenig davon im Körper gibt

Kann zu Schäden an allen Strukturen, an denen Kollagen beteiligt ist, führen.

Wenn es zu viel davon im Körper gibt

Kann zu erhöhtem Kreatinin und damit zu Nierenbelastung führen.

Wann man mehr davon braucht
- für glatte Haut und starke Knochen

Kraft für Selbstvertrauen
Ruth läuft von einem Vortrag über gesunde Ernährung zum nächsten. Ernährt sich ausgewogen und nimmt jede Menge an Nahrungsergänzungen zu sich, betreibt jede Art von Sport. Als sie in die Praxis kam, sah sie braungebrannt und gestählt aus. Trotzdem fühlte sie sich müde, antriebslos, ausgebrannt. Dazu kam, dass sie eine Nahrungsmittelallergie hatte. Sie aß sehr gerne Milchschokolade, die jedes Mal eine entsetzliche Allergie hervorrief.

Die Blutuntersuchung ergab: viel zu wenig Isoleuzin, Leuzin, Phenylalanin, Tryptophan, Valin, Tyrosin, etwas zu wenig Asparagin, Asparaginsäure, Glutamin und Glutaminsäure. »Ich bemühe mich doch so, gesund und ausgeglichen zu essen«, kommentierte Ruth die Analyse frustriert, versprach jedoch, ihren individuellen Aminomix regelmäßig einzunehmen.

Vier Wochen später erzählte Ruth freudestrahlend, dass sie keine Nahrungsmittelallergie mehr hatte. Sie konnte also wieder mit Genuss ihre heißgeliebte Milchschokolade mit Nüssen essen.

Taurin – der Stabilisator

Taurin ist nichtessenziell und wird auch nicht zur Proteinsynthese verwendet, da es keine so genannte Peptidbindung eingehen kann. Es kommt daher nur in freier Form vor und hat ausschließlich funktionelle Wirkungen. Außerdem ist es, streng chemisch betrachtet, keine Aminosäure, sondern eine Aminosulfonsäure, wird aber doch immer, aber eben etwas salopp, als Aminosäure bezeichnet.

Aufgabe im Körper
Radikalfänger: Die wichtigsten Funktionen sind zuerst einmal eine antioxidative Wirkung. Das dürfte auch der Grund für die hohe Taurin-Konzentration im Auge sein, da ja gerade im Auge durch die Photoreaktionen viele freie Radikale anfallen.

Zellschutz: Sonst findet man noch hohe Taurin-Spiegel in Herz, Leber, Skelettmuskel und Gehirn. In diesen Organen ist es wegen seiner die Zellmembran unterstützenden Eigenschaften von Bedeutung.

Es hilft eben dieser Zellmembran, indem es sie abdichtet und einen gewissen Innendruck aufrechterhält. Ohne solche Hilfe würde ja eine Zelle je nach Konzentration des sie umgebenden Mediums entweder anschwellen oder schrumpfen.

Herzschutz: Im Herzen stärkt es die Kontraktionskraft des Herzmuskels und sorgt auch für einen geregelten Herzrhythmus.

Diese Wirkungen beruhen vermutlich auf der Regulierung des Kalziumhaushalts der Zellen.

Nervenschutz: Im Gehirn dürfte Taurin dieselbe Aufgabe erfüllen, da dort ja Kalzium bei der Freisetzung von Botenstoffen eine Rolle spielt. Außerdem wirkt es dort ähnlich wie GABA, also beruhigend.

Leberstoffwechsel: Es ist auch an der Produktion von Gallensäuren beteiligt und trägt zu einem gesunden Fettstoffwechsel bei.

Wo es drin ist
Taurin ist vor allem auch in tierischen Lebensmitteln enthalten, aber fast gar nicht in pflanzlichen. Besonders in: Muscheln, Tunfisch, Dorsch, Austern, Filet vom Schwein, Rind oder Lamm, Geflügel.

Wenn es zu wenig davon im Körper gibt
Kann Symptome im Zentralnervensystem verursachen (Angstzustände, Hyperaktivität, Epilepsie).

Wenn es zu viel davon im Körper gibt
Keine Symptome bekannt.

> **Wann man mehr davon braucht**
> - bei starkem (oxidativem) Stress
> - zum Herzschutz

Ornithin – für die innere Entschlackung

Ornithin ist auch eine der Aminosäuren, die wichtige Aufgaben innerhalb des Stoffwechsels erfüllen, aber nicht am Aufbau von Proteinen beteiligt sind.

Aufgabe im Körper
Entgiftung: Ornithin ist in sehr wichtiger Position innerhalb des Harnstoffzyklus an der Entgiftung von Ammoniak beteiligt. Diese Aufgabe erfüllt es so effizient, dass es sogar bei Leberzirrhose, also bei schon sehr starker Funktionseinschränkung der Leber, gezielt eingesetzt wird. Das verbessert erstens die Leberfunktion und zweitens verbessert es die Hirnleistung, die bei dieser Krankheit durch den hohen Spiegel des giftigen Ammoniaks eingeschränkt ist, erheblich.

Muskelaufbau und Fettabbau: Außerdem stimuliert Ornithin noch die Ausschüttung von Wachstumshormon, besonders erfolgreich gemeinsam mit seinem Ausgangsstoff Arginin.

Wo es drin ist
Ornithin wird im Körper aus anderen Aminosäuren synthetisiert. Bei ausgewogener Ernährung tritt kein Mangel auf.

Wenn es zu wenig davon im Körper gibt
Kann verringerte Leistungsfähigkeit durch verringerten Ammoniakabbau verursachen.

Wenn es zu viel davon im Körper gibt
Zu hoch dosierte Einnahmen können Brechreiz, Übelkeit und Schlaflosigkeit bewirken.

> **Wann man mehr davon braucht**
> - bei Dauerstress
> - zur Unterstützung der Leber

Kraft zum Lernen
Urs D., 12, McDonald's-Fan. Zur Abwechslung Pommes Frites. Oder Spagetti. Frühstück? Igitt. Lieber ein Schokoriegel in der Schulpause. Urs hat das Glück, dass sein Körper schon mit zwölf Jahren gegen diese Art der Ernährung rebelliert: häufig erkältet, in der Schule überfordert, unkonzentriert bei den Hausaufgaben, null Bock auf Sport, keine Freunde.
Das Blutbild überrascht nicht: Argi-

nin und Histidin im Keller. Der niedrige Phenylalanin-Wert ist für Müdigkeit und Gedächtnisprobleme verantwortlich. Auch die Unterversorgung mit Glyzin macht Kinder müde.

Als er das erste Glas mit seinen Aminosäuren trank, rümpfte Urs die Nase, merkte aber sofort, dass ihm der Drink gut tat, und entwickelte Disziplin: immer am Morgen, gleich nach dem Aufstehen, abends vor dem Schlafen. Schon nach drei Wochen berichtete seine Mutter von besserer Konzentration und Spaß am Lernen. Heute ist Urs ein vitaler, fröhlicher Junge.

Citrullin – noch ein Entgifter

Citrullin ist ebenfalls nicht am Aufbau von Proteinstrukturen beteiligt. Es ist ein Zwischenprodukt bei der Umwandlung von Ornithin zu Arginin.

Aufgabe im Körper
Entgiftung: Citrullin bleibt übrig, wenn Arginin das wichtige Stickstoffmonoxid erzeugt, sozusagen als Restprodukt, wird aber sofort im Harnstoffzyklus zur Entgiftung eingesetzt. Es ist faszinierend, wie die Dinge ineinander greifen.

Immunsystem: Es spielt außerdem eine Rolle im Immunsystem, wahrscheinlich auch Seite an Seite mit Arginin.

Wann man mehr davon braucht
- zur Entgiftung

All die angeführten Beispiele sind lediglich Schlaglichter und erheben keinen Anspruch auf Vollständigkeit. Diesen Anspruch könnten sie auch gar nicht erfüllen, da die Aufgaben und Wirkungsmechanismen so umfassend und vielfältig sind. Faszinierend ist auch, wie Millionen von Zahnrädern in einem komplexen Mechanismus ineinander greifen und einander bedingen.

Aminosäuren sind in ihrer Gesamtheit und in ihrem Zusammenwirken echte Alleskönner und doch gerade wegen ihrer vielfältigen und selbstverständlichen Präsenz nicht immer richtig gewürdigt worden. So geht es manchmal mit Dingen, die in reibungsloser Perfektion funktionieren: Man merkt diese Perfektion erst, wenn Sand im Getriebe ist, der Schmierstoff fehlt oder eine Materialermüdung eintritt.

Ein Mangel kann so vielfältige Symptome wie depressive Verstimmung, Muskelschwäche, sogar Muskelabbau und Zusammenbruch der Immunabwehr auslösen. Vergessen wir auch nicht unser gesamtes Nervensystem: Von den Botenstoffen im Gehirn bis zum Aufbau der Nervenstrukturen und deren Regulierung durch Überträgerstoffe …

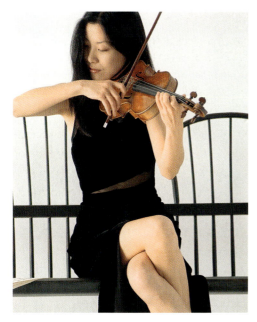

Ein mit Aminosäuren optimal versorgter Körper ist wie ein perfekt gestimmtes Instrument.

überall sind Aminosäuren an prominenter Stelle beteiligt. Gleichzeitig bilden sie aber auch noch das Grundgerüst für nahezu alle Körperstrukturen. Knochen, Haut, Schleimhaut, Haare, Bindegewebe, viele Hormone; auch diese Aufzählung muss wegen der unglaublichen Fülle der Strukturen Stückwerk bleiben. Unbedingt erwähnt werden muss aber noch die Rolle der Aminosäuren im Rahmen der Blutgefäße und des Kreislaufs. Sie sind dort ursächlich an der Elastizität der Gefäße und an deren Weit- und Engstellung beteiligt.

Vitamine und Spurenelemente sind allseits bekannt, und sie sind auch ohne Zweifel lebenswichtig. Aber darüber hinaus sollten wir wirklich nicht die Basis vergessen, ohne die garantiert gar nichts läuft: die Aminosäuren.

Wenn man jetzt also diese vielen Funktionen und Strukturen Revue passieren lässt, drängt sich unwillkürlich die Frage auf: Vielleicht gibt es sie doch, die Eier legende Wollmilchsau? Diese, zugegebenermaßen etwas salopp und scherzhaft formulierte Metapher gewinnt im Zusammenhang mit unseren Tausendsassas zweifellos an Kontur. Was können sie nicht alles und in welcher Perfektion funktionieren die Abläufe!

Nutzen wir doch dieses Reservoir von nahezu unerschöpflichen Möglichkeiten, helfen wir unserem Körper durch die Bereitstellung dieser wichtigen Bausteine. Er wird es ihnen danken. Es ist immer wieder faszinierend zu beobachten, welch verblüffende Wirkung schon wenige Gramm bewirken.

Noch ein Vergleich:

Betrachten wir doch einmal unseren Körper als perfektes Instrument, das die vielfältigen Anforderungen unseres modernen Lebens bestehen muss. Nutzen wir doch das perfekte Zusammenwirken unserer 20 Aminosäuren, um unseren Körper bestmöglich zu stimmen. Seien wir doch die Virtuosen unseres Körpers. Denn eines ist klar: Auch der beste Musiker kann nur mit einem optimal gestimmten Instrument gute Musik machen.

Hitliste der Aminosäuren

Aminosäure	Art	Power-Aging-Faktor	Was es ist
Arginin	Essenziell*	• Verleiht Kraft und Ausdauer • Fördert Sexualität • Natürliches Viagra	• Ausgangsstoff für Wachstumshormon und Insulin • Ausgangsstoff für Stickstoffmonoxid (ist für die Regulation der Blutgefäße entscheidend) • Ausgangsstoff für Kreatin (Reserve-Energiespeicher)
Histidin	Essenziell*	• Reparatur von Geweben	• Ausgangsstoff für die Bildung des roten Blutfarbstoffes Hämoglobin • Ausgangsstoff für Histamin
Isoleuzin	Essenziell	• Muskelmacher	• Verzweigtkettige Aminosäure • Baustein für Muskeln
Leuzin	Essenziell	• Muskelmacher • Treibstoff für den Körper	• Verzweigtkettige Aminosäure • Baustein für Muskeln
Lysin	Essenziell	• Jungbrunnen • Osteoporose-Fighter • Hirndünger	• Wichtiger Baustein für Kollagen, Carnitin und Enzyme

HITLISTE DER AMINOSÄUREN

Was es kann/bewirkt	Wofür es gebraucht wird	Warum es wichtig ist	Wo es drinsteckt
• Blutdruck und Cholesterin senken • Herzleistung verbessern • Wachstumshormon stimulieren • Eiweißsynthese verbessern • Immunsystem stärken • Entzündungen hemmen • Arteriosklerose verzögern • Durchblutung fördern	• Entgiftung • Regeneration nach körperlicher Belastung • Kollagenaufbau für straffe Haut und schöne Haare • Immunabwehr	• Blutgefäße elastisch halten • Schädliche Wirkungen von Stress abschirmen	Nüsse, Fleisch, Fisch, Soja, Weizenkeime, Vollreis, Hafer
• Entgiften: z. B. Schwermetalle • Allergien positiv beeinflussen • Entzündungen (v. a. Arthritis) hemmen	• Produktion weißer und roter Blutkörperchen • Essenziell für Gewebe Wachstum und Reparatur	• Dringend benötigt während starkem Stress	Bananen, Tunfisch, Makrelen, Rindfleisch und Schweinefleisch
• Muskelaufbau stimulieren • Muskelabbau unter Stress verhindern • Wundheilung fördern	• Muskelkraft und Spannkraft erhöhen • Vitalität steigern	• Beim Sport für Energie der Muskelzellen • Regeneration nach dem Training	Fleisch, Ei, Haselnuss, Laktalbumin, Kasein
• Knochen- und Wundheilung • Muskelaufbau stimulieren	• Erhalt und Aufbau von Muskeleiweiß	• Beim Sport für Ausdauer und Regeneration • Liefert auch in kritischen Situationen noch Energie	Kakao, Molke, Hafer, Mais, Hirse, Ei, Kasein, Haselnuss
• Knochen und Bindegewebe aufbauen • Stimuliert die Thymus-Funktion • Verhindert Zusammenklumpen der Blutkörperchen, hält also das Blut schön flüssig	• Immunsystem (bekämpft vor allem Herpes-Virus-Infektionen durch Stimulierung der T-Zellen (bilden Interferon) und B-Zellen (bilden Antikörper) • Synthese von Carnitin (wichtig für Herz, Gefäße, Muskulatur, Hirnfunktion, Fettabbau)	• Osteoporose-Prophylaxe • Hilft bei Gewichtsreduktion • Verhindert Funktionseinbuße des Immunsystems, vor allem bei großem Stress	Linsen, Weizenkeime, Kartoffel, Soja, Fleisch, Ei, Kasein, Laktalbumin

Aminosäure	Art	Power-Aging-Faktor	Was es ist
Methionin	Essenziell	• Radikalfänger • Gute-Laune-Erzeuger	• Erste organische Substanz auf der Erde, Start jeder Eiweißsynthese, liefert den wichtigen Schwefelanteil für Proteine und andere biologisch wichtige Verbindungen • Ausgangsstoff für den Gehirn-Botenstoff Adrenalin • Ausgangsstoff für Acetylcholin (Übertragersubstanz an den Nervenendigungen)
Phenylalanin	Essenziell	• Appetitzügler • Hirndünger	• Grundsubstanz für die Bildung des Hautpigments Melanin • Vorstufe von Botenstoffen im Gehirn, die Stimmung, Schmerz, Gedächtnis, Lernfähigkeit und Appetit beeinflussen
Threonin	Essenziell	• Immunsystem-Stimulierer • Haut-Verschönerer	• Baustein für die Eiweißkörper Kollagen und Elastin, zwei wichtige Eiweißstoffe der Haut, sowie für Zahnschmelz • Stimuliert das Wachstum der Thymusdrüse
Valin	Essenziell	• Muskelmacher	• Verzweigtkettige Aminosäure
Tryptophan	Essenziell	• Schlafverbesserer	• Ausgangsstoff für Serotonin, (Botenstoff im Gehirn) und Melatonin

HITLISTE DER AMINOSÄUREN

Was es kann/bewirkt	Wofür es gebraucht wird	Warum es wichtig ist	Wo es drinsteckt
• Stimmung aufhellen • Entgiften (vor allem Schwermetalle) • Schmerzen lindern (ist ein wichtiger Bestandteil der Endorphine)	• Start jeder Eiweißsynthese, liefert den wichtigen Schwefelanteil für Proteine und andere biologisch wichtige Verbindungen (z. B. Carnitin, Creatin, Melatonin)	• Rundum wichtig, da es Ausgangspunkt jeglichen Eiweißaufbaus ist	Eiklar, Vollei, Fisch, Leber, Hafer, Paranuss, Vollmais
• Verleiht positive Grundstimmung, Motivation und Kreativität • Wirkt antidepressiv, erhöht Konzentrationsfähigkeit und Gedächtnisleistung • Zügelt den Appetit	• Synthese von Dopamin, Adrenalin, Noradrenalin, Endorphinen und Schilddrüsenhormonen	• für Mental Power	Haselnuss, Vollreis, Erdnuss, Eiklar, Kasein
• Wichtige Rolle bei der Wundheilung • Hilft bei der Stabilisierung des Blutzuckerspiegels • Verbessert die mentale Ausgeglichenheit • Verbessert die Infektabwehr • Verbessert die Durchblutung	• Synthese von Elastin und Kollagen • Verbessert Verdauung und Resorption der Nahrung • Hilft beim Fettstoffwechsel	• Stabilisiert Herzrhythmus • Verbessert Schönheit von Haaren, Nägeln und Haut • Verhilft zu mentaler Stabilität	Molke, Eigelb, Erbsen, Weizenkeime, Rindfleisch
• Muskeleiweiß und Nerveneiweiß	• Muskelaufbau • Energielieferant für Muskeln	• Beim Sport, für Ausdauer und zur Regeneration	Ei, Fleisch, Hafer, Vollreis, Haselnuss, Kasein, Laktalbumin
• Wirkt antidepressiv • Steigert Stresstoleranz • Vermindert Angst • Kontrolliert den Schlafrhythmus • Reguliert den Appetit	• Für die Synthese von Serotonin, Melatonin, Vitamin B_3 (Niacin)	• Für eine gute Gehirnfunktion	Cashew, Molke, Eiklar, Laktalbumin

Aminosäure	Art	Power-Aging-Faktor	Was es ist
Glyzin	Nichtessenziell	• Gewebe-Reparateur • Hirndünger	• Ausgangsstoff für Hautgewebe und Kollagen • Ausgangssubstanz für den roten Blutfarbstoff Hämoglobin • Ausgangsstoff für die Bildung von Kreatin
Serin	Nichtessenziell	• Hirndünger	• Baustein für die Erbsubstanz • Bestandteil der für die Eiweißverdauung unerlässlichen Enzyme Trypsin, Chymotrypsin • Bestandteil der Nervenfasern
Taurin	Nichtessenziell	• Stress-Blocker	• Spielt eine große Rolle in elektrisch erregbaren Membranen in Nervensystem, Muskel, Herz und Netzhaut
Tyrosin	Nichtessenziell	• Bringt die Schilddrüse auf Trab	• Bildet zusammen mit Jod ein Schilddrüsenhormon • Vorstufe von Adrenalin
Asparagin/ Asparaginsäure	Nichtessenziell	• Die Energieaminosäuren	• Hilfsstoffe bei den beiden wichtigsten Stoffwechselvorgängen zur Energiegewinnung in den Mitochondrien (den »Kraftwerken« in der Zelle)
Citrullin	Nichtessenziell		• Ist eine der wenigen Aminosäuren, die kein Bestandteil wichtiger Proteine sind • Zwischenprodukt beim Ammoniakstoffwechsel

HITLISTE DER AMINOSÄUREN

Was es kann/bewirkt	Wofür es gebraucht wird	Warum es wichtig ist	Wo es drinsteckt
• Energie bereitstellen durch die Zunahme des Glykogens und Bereitstellung von Glukose • Gewebe reparieren • Entgiften • Gedächtnis verbessern	• Synthese von Hämoglobin (roter Blutfarbstoff) Hauteiweiß, Kollagen, • Zusammen mit den Aminosäuren Glutaminsäure und Cystein Baustein von Glutathion: Dieses Peptid fängt freie Radikale	• Im Sport für die Regeneration und zur Energiebereitstellung • Unterbindet Heißhunger auf Süßigkeiten	Gelatine, Rindfleisch, Leber, Erdnuss, Hafer
• Synthese von Zellmembranen • Spielt beim Zellstoffwechsel eine wichtige Rolle	• Synthese von Phosphatidylserin. Diese Substanz erhöht die Gedächtnisleistung • Hilft bei der Produktion von Antikörpern, Immunglobulinen und Botenstoffen im Gehirn	• Energieversorgung durch Umwandlung in Blutzucker bei Höchstleistungen	Eigelb, Eiklar, Molke, Hafer, Mais, Kasein
• Regelt wichtige Enzyme, die für die Herzfunktion verantwortlich sind • Schützt die Retina vor Degeneration	• Stabilisiert die Zellmembran und regelt den Austausch von Natrium und Kalium, sowie von Kalzium und Magnesium	• Stabilisiert den Herzrhythmus • Moduliert den Flüssigkeitshaushalt • Wirkt beruhigend	Ziegen- und Schafsmilch, Hartkäse, Algenprodukte
• Vermindert die Sucht und Entzugserscheinungen bei Drogen und Alkohol	• Synthese der Gehirn-Botenstoffe: Dopamin, Adrenalin. Sie gehören zu unseren Glückshormonen • Synthese der Schilddrüsenhormone	• Erhöht Konzentrationsfähigkeit und Aufmerksamkeit	Gesamtmilch, Erbsen, Kasein
• Entgiftung von Ammoniak • Steuert den Energiehaushalt	• Vorstufe bei Synthese von Immunglobulinen und Antikörpern • Liefert Energie zur Synthese der Erbsubstanz	• Erhöht Muskelenergie	Kartoffel, Kokos, Erdnuss, Eiklar, Fleisch
• Entgiftung von Toxinen und Ammoniak • Stärkt das Immunsystem	• Leberstoffwechsel	• Entgiftung	Melonen, Wassermelonen, Gurken

Aminosäure	Art	Power-Aging-Faktor	Was es ist
Glutamin/ Glutaminsäure	Nichtessenziell	• Hirndünger	• Ausgangsstoff für GABA • Wichtiger Baustein für die Erbsubstanz
Ornithin	Nichtessenziell	• Fettverbrenner	• Wichtigster Bestandteil des Harnstoffzyklus • Vorstufe von Citrullin, Prolin und Glutaminsäure
Alanin	Nichtessenziell	• Energielieferant	• Muskelmacher
Prolin	Nichtessenziell	• Knochenmacher	• Grundsubstanz für Kollagen, aus dem 30 % des Eiweiß im Körper besteht

HITLISTE DER AMINOSÄUREN

Was es kann/bewirkt	Wofür es gebraucht wird	Warum es wichtig ist	Wo es drinsteckt
• Hält Funktion des Gehirns im Gleichgewicht • Wichtig für geistige Aktivitäten • Wichtig für Muskelaufbau • Hält den Säure-Basen-Haushalt im Gleichgewicht • Wirkt beruhigend ohne müde zu machen	• Synthese der Erbsubstanz Glutamin • GABA und Glutaminsäure regeln ganz genau die hemmenden und bahnenden Hirnfunktionen, so dass Gleichgewicht und Ausgeglichenheit herrscht	• Beim Sport für eine verbesserte Regeneration, Muskelkraft und Ausdauer • Stress abschirmend	Weißmehl, Vollweizen, Kasein, Kartoffel, Haselnuss, Schweinefleisch, Vollroggen, Molke, Rindfleisch, Soja
• Entgiften von Ammoniak, der bei jedem Eiweißstoffwechsel entsteht • Hilft Fettüberschuss zu verbrennen • Stimuliert Freisetzung von Wachstumshormon	• Baut leistungsmindernden Ammoniak ab	• Verbessert die Leberfunktion • Beim Sport für Regeneration und Erhöhung der Muskelmasse • Hilft bei Gewichtsreduktion	Fleisch, Fisch, Milchprodukte und Eier
• Dient der Entfernung toxischer Substanzen bei aerobem Training, wenn Muskelprotein zur Energiegewinnung abgebaut wird.	• Vorstufe für die körpereigene Synthese von Blutzucker für Muskel, Gehirn und Zentralnervensystem	• Blutzuckerstabilisierung bei Hypoglykämie • Entgiftung	Gelatine, Vollmais, Rindfleisch, Eiklar, Schweinefleisch, Reis, Molke, Soja, Hafer
• Osteoporose verzögern	• Essenzieller Baustein von Haut, Bindegewebe und Knochen	• Wundheilung • Wichtig zur Gesunderhaltung von Sehnen, Bändern und Gelenken	Fleisch, Quark, Getreidekeimlinge, Fruchtsäfte

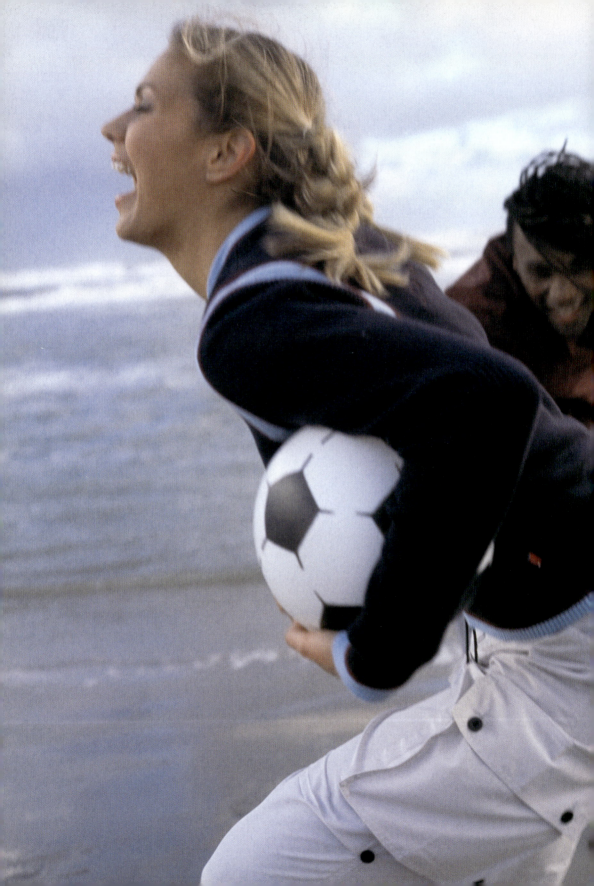

POWERSTRATEGIE NUMMER 2

Bewegung, Bewegung, Bewegung

Ohne Bewegung verkümmert die Muskulatur. Ohne Muskeln verkümmern die Sehnen, Bänder und Knochen. Ohne Bewegung verkümmert die Produktion der Hormone. Ohne Bewegung verkümmert der Stoffwechsel. Ohne Bewegung verkümmert der Körper. Ohne Bewegung verkümmert die Seele. Ohne Bewegung verkümmert der Mensch.

Ja, das weiß ich, aber mit meiner Arthrose kann ich nicht mehr schmerzfrei gehen, geschweige denn laufen.«

»Meine Knie sind leider kaputt, ich kann mich nicht mehr sportlich betätigen.«

»Meine Wirbelsäule macht leider nicht mehr mit.«

»Mein Arzt hat mir Bewegung verboten, zu groß sind die Abnutzungserscheinungen. Da kann ich leider nichts dafür.«

»In meinem Alter geht das nicht mehr so leicht, die natürlichen Verschleißerscheinungen, Sie wissen schon.«

Die Schmerzen sind echt. Ich weiß. Ich weiß auch aus langjähriger, leidvoller Erfahrung, wie sehr Arthrosen und Rückenprobleme die Lebensqualität schmälern. ABER, großes ABER: Es ist niemals die Bewegung an sich, die ein Gelenk schädigt, eine Wirbelsäule verkrümmt, ein Hüftgelenk zerstört. Es ist immer die unsachgemäße Bewegung, die zerstört. Die Idee, ein Körper, der bewegt werde, müsse früher oder später Verschleißerscheinungen zeigen, existiert in unseren Köpfen. Ist eine Art kulturelle Massenhypnose. Bewegung macht nichts kaputt. Im Gegenteil. Gute, anatomisch angemessene Bewegung ist Therapie. Für die Gelenke, die Knorpel, die Muskeln, die Sehnen, die Organe.

Nur unsachgemäße Bewegung schadet. Schwer zu glauben? Ja, ich weiß. Und ohne meine eigene Geschichte würde ich mich nicht getrauen, diese Behauptungen aufzustellen. Ich wusste es auch nicht besser.

Mein Rücken war krumm. 48°-Skoliose. Jede Bewegung tat mir weh. 42 Jahre lang. Bis ich mich daranmachte, die Gebrauchsanweisung für mein Bewegungsinstrument aufzuschlüsseln. Bis ich mich daranmachte, die Sprache meines Körpers zu lernen. Jetzt, mit 55, verstehe ich meinen Körper, ich bin erstens gerade und zweitens vollkommen schmerzfrei.

Mein rechtes Hüftgelenk war laut medizinischer Aussage unrettbar hinüber. Schwere Arthrose. Als Folge des Beckenschiefstandes als Folge der Skoliose. Mit 55 mache ich den Spagat. Das »unrettbare Gelenk« macht gern und freiwillig mit – und sieht im Röntgenbild aus wie neu.

Mein rechtes Kiefergelenk war von der Arthrose kaputt. Dauerschmerzen. Zähneknirschen. Chronische Kopfschmerzen. Ein Dutzend Kieferoperationen. Jetzt, mit 55, kann ich mich vage erinnern an die Schmerzen. Vorbei.

Und wenn doch einmal etwas zwickt und zwackt, weil ich in einer Ausbildung meinen Schülerinnen und Schülern die falschen Haltungs- und Bewegungsmuster zu eifrig vorzeige, so bewege ich mich, um die Schmerzen los zu werden. Um die Wirbelsäule wieder lang und frei zu kriegen. Um die Gelenke zu lockern und zu schmieren. Gute Bewegung ist die Therapie.

Und: Was ich kann, können Sie auch. Die meisten Menschen in den so genannten Industrienationen »vergessen« im Laufe ihres Lebens immer mehr Muskeln, verlieren sie irgendwie einfach aus dem Bewusstsein. In meiner Arbeit begegne ich 20-Jährigen, die noch auf zwei Drittel ihrer Muskulatur bewusst und jederzeit Zugriff haben. Die meisten Vierzigjährigen laufen noch auf einem Drittel. Viele jetzt alte Menschen benutzen nur noch die Knochen und das absolute Lebensminimum der Muskulatur, um sich zu halten und zu bewegen.

Die automatisierte Lust

Wir lassen unseren Formel-1-Motor im Laufe des Lebens auf die Kraft eines Trabis verkümmern. Nein, das geschieht nicht einfach, das müssen wir zulassen, das müssen wir aktiv unterstützen – indem wir nichts tun. Oder zu wenig. Zu wenig, gemessen vor allem an der Qualität der Bewegung, und natürlich an der Quantität. Gute, der Gesundheit von Muskeln, Knochen, Sehnen, Bändern, Organen und des Knochenmarks zuträgliche Bewegung ist erst in zweiter Linie eine Frage der Zeit, die Sie aufwenden. In erster Linie ist es eine Frage des Bewusstseins, Ihrer Wahrnehmung Ihres Körpers.

Regelmäßige, angemessene, ausreichende Bewegung
- schützt vor hohem Blutdruck und Herz-Kreislauf-Erkrankungen
- unterstützt den Schutz vor bestimmten Krebserkrankungen, vor allem vor Brust- und Darmkrebs, wie Studien bewiesen haben
- schützt vor hohem Cholesterinspiegel
- schützt vor Altersdiabetes
- verbessert die Kalziumaufnahme und schützt so vor Osteoporose
- vermindert Depressionen und Stimmungsschwankungen
- unterstützt die Kontrolle des Gewichts
- erhöht Ihre Chancen, länger gesund und gesund länger zu leben.

Diese beeindruckende Liste trifft schon zu, wenn Sie sich »irgendwie« bewegen. Wenn Sie sich anatomisch artgerecht bewegen, vervielfältigt sich der Nutzen. Ich habe eine Methode entwickelt, die jede und jeden, der das will, wieder in Verbindung bringt mit dem Körper, mit allen Muskeln. Das ist schon ein Stück Arbeit, bis Sie Ihr Bewegungsinstrument wieder richtig gestimmt haben. Eine Arbeit, die Sie im Beruf, im Hobby, im Sport, beim Erlernen einer Sprache oder eines Musikinstrumentes natürlich und logisch akzeptieren: Vor dem Können kommt die *Mühe*. Das Prinzip, rabiat vereinfacht: Ich zeige Ihnen, wie Sie die Knochen und Gelenke ideal stapeln und ausrichten und in der Tiefenmuskulatur befestigen. Diese skeletthaltende Muskulatur kann, so sie gepflegt und trainiert wird, Unglaubliches für Ihre Gesundheit und Langlebigkeit leisten.

Sie kann
- verhindern, dass die Muskelmasse im Alter weniger wird
- Knochen, Sehnen, Bänder geschmeidig halten
- Gelenke gesund erhalten oder heilen, die Wirbelsäule schützen, stützen und beweglich halten
- vermeintliche Altersdeformationen wie Arthrose, Rundrücken, Flachrücken, Bandscheibenschäden vorbeugen oder zurückbilden, ebenso Deformationen der Füße verhindern oder heilen
- die Organe jung erhalten und massieren, die Zellerneuerung im ganzen Körper unterstützen und beschleunigen
- Beschwerden, die vermeintlich »einfach zum Alter gehören«, wie Hämorrhoiden, Verstopfung, Blasenschwäche, Impotenz, Organsenkungen, Hernien, Rückenschmerzen aller Art, Migräne, Verspannungskopfschmerzen und Heiserkeit beheben
- Nerven stimulieren und deren Leitfähigkeit unterstützen
- den Kreislauf als »Muskelpumpe« aktiv verbessern
- die körpereigene Produktion von Glücks-, Sexual- und Wachstumshormonen stimulieren
- die sinnliche Wahrnehmung verbessern
- auch die sexuelle Lustfähigkeit steigern
- für Not- und Stresszeiten Energie (auch Aminosäuren) speichern
- den Stoffwechsel ankurbeln, die Fettverbrennung unterstützen
- den Effekt und die Effektivität Ihrer Bewegung verdoppeln

Und, für mich das Tollste überhaupt: Die lebendige, aktive, benutzte Skelettmuskulatur versetzt den Körper jederzeit und überall in Bewegungsbereitschaft, mehr noch: Bewegungslust. Ein optimal »getuner« Körper will sich bewegen, muss sich bewegen. Sie müssen

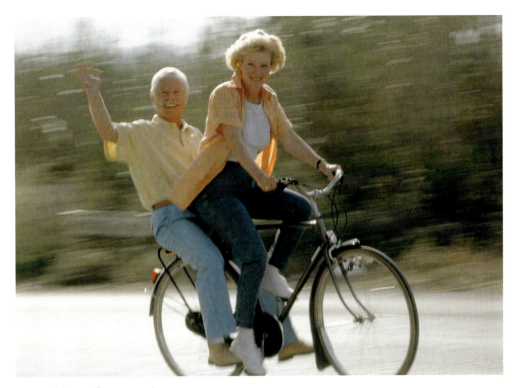

Fahrrad fahren – Bewegungslust pur

sich nicht mehr im Kopf motivieren, der Körper übernimmt die Motivation selbst. Sie können gar nicht anders, als aufstehen und rausgehen. Die Motivation liegt in den Muskeln.

Was musste ich meinen »alten« Ein-Drittel-Muskelkörper bearbeiten, endlich wieder einmal »etwas« zu tun. Radfahren und Schwimmen gingen gerade noch, dafür konnte ich die Knochen an die Räder und das Wasser abgeben. Walken war okay, solange keine Steigung in die Quere kam und ich nicht bergab musste. Laufen, rennen, springen – und nachher tagelang leiden? Nein danke. Im Fitness-Studio legte ich mir meine eigene Strategie zurecht und trainierte schonend wie eine Zweihundertjährige. Nach den Yogastunden schmerzte jeder Knochen.

Also kreierte ich mein Schonprogramm, das absolvierte ich jeden Morgen gleich nach dem Aufstehen 30 Minuten lang. Eisern. Zäh. Aber widerwillig und gelangweilt. Und wenn ich nach einer Krankheit wieder einsteigen musste, so fiel mir das unendlich schwer. Es gab keine Ausrede, die ich nicht strapazierte!

Geben Sie Ihrem Körper, was er braucht

Heute verlangt der Körper die Bewegung. Er sagt »Durst«. Sie geben ihm, was er braucht. Sie trinken. Er sagt »Hunger«. Sie geben ihm, was er braucht. Sie essen. Er sagt »müde«. Sie geben ihm, was er braucht. Sie schlafen. Er sagt »bewegen«. Geben Sie ihm, was er braucht. Bewegen Sie sich.

Wenn Sie ALLE Muskeln Ihres Körpers benutzen, im Alltag und im Sport, ist Bewegung nicht mehr etwas, wozu Sie sich zwingen müssen. DER KÖRPER IST FÜR BEWEGUNG JEDER ART IMMER MOTIVIERT. Das ist seine Natur.

Es gibt eine Menge Studien und Untersuchungen, die in Zeitempfehlungen gipfeln. Beliebt sind die Langzeitresultate aus der »Nurses Health Study«, einer 1976 in den USA begonnenen Kohortenstudie, an der sich zeitweise über 125 000 Krankenschwestern beteiligten: Das absolute Minimum an Bewegung pro Tag ist demnach 30 Minuten täglich. Und es wird betont, dass jeder Schritt gilt, aus dem Bett steigen, die zehn Stufen in die Garage, der Weg vom Parkplatz zum Arbeitsplatz, der Gang zur Kaffeemaschine.

Welch ein Almosendenken gegenüber dem Kostbarsten, was wir auf dieser Welt haben: unseren Körper. Trimmen Sie Ihre Muskulatur von Almosen auf Fülle, Reichtum, Überfluss. Hören Sie auf mit den kleinkrämerischen Rechnungen. Der kleine Spaziergang im Sonnenuntergang, das bisschen Treppensteigen, der lockere Sprint zum Bus, die Fahrrad-Tour ins Schwimmbad, das Ballspiel mit dem Sohn – das sind Grundrechte des Körpers. Wer ihm das verweigert, macht ihn krank. Vorsätzlich und absichtlich.

Sobald Sie 100 Prozent Ihrer Muskulatur willentlich einsetzen können und zur Verfügung haben, werden Sie jede Möglichkeit zur Bewegung gern nutzen, ohne weinerliches »Ach, ich muss unbedingt noch was für meinen Körper tun«, sondern bewegungsfroh wie ein gesundes, verspieltes Kind.

Die Treppe wird zum Lustobjekt, der Personenaufzug zur Folterkammer. Die Zellen lechzen nach einer Runde im Strandbad, die Pizza im Gartenrestaurant kann warten. Es gibt für Diabetiker lustige Schrittzähler, erhältlich in Apotheken und Drogerien. 10 000 Schritte pro Tag sind das Minimum, das Bewegungsinstrument Körper gut gestimmt zu kriegen, 10 000 Schritte – das bedeutet: Treppe statt Lift, zu Fuß einkaufen gehen oder vom Büro ins Restaurant, plus eine Stunde schön zügig gehen.

Mensch, beweg dich

Mindestens zweimal 30 Minuten pro Woche Intensivtraining mit dem folgenden Grundprogramm. Die 100 Prozent Muskeln im Alltag möglichst in jede Bewegung einbauen, das ist die beste Grundlage für den perfekten Bewegungskörper.

Darauf können Sie häufen, was immer Ihnen Spaß macht.

Ideale Kombination:
- Zweimal pro Woche 30 bis 60 Minuten für die Ausdauer, reiten, schwimmen, Tennis spielen, laufen, joggen, Nordic Walken, rudern, langlaufen.
- Zweimal pro Woche 20 Minuten Intervalltraining oder sprinten, um das Herz auf Touren zu bringen.

Diese kurzen, heftigen Herausforderungen lassen sich auch leicht ins Konditionstraining einbauen, einfach während Ihres 60-minütigen Trainings die aerobe Grenze einige Male oder direkt am Schluss vor dem Cool down überschreiten.

Perfektionisten können selbstverständlich mit Pulsuhr und komplizierten Pulsberechnungen trainieren, notwendig ist das allerdings nicht. Die wichtigsten Messeinheiten haben Sie immer zur Hand: das Wohlbefinden, die Bewegungslust, den Atem.

So ziemlich alle Untersuchungen kommen zum Schluss: Bewegung, die den Körper fordert, aber nicht überfordert, ist gut. Überforderung spüren Sie daran, dass Sie nicht mehr ruhig und gleichmäßig atmen können, sondern hecheln. Wenn der Puls im Kopf pocht und der Schädel fast zerspringt, so ist Ihr System auch an der Obergrenze.

Für Bewegung »an Land« gibt's eine einfache Faustregel: Solange Sie noch durch die Nase atmen können, sind Sie im aeroben Bereich und trainieren das Herz-Kreislauf-System auf Ausdauer. Ausprobieren, als ideale Frequenz gilt die Phase kurz vor dem Luftschnappen durch den Mund, und das passiert bei einem gemütlichen Stop-and-go-Sonntagsspaziergang nicht. Der ist zwar auch schön und tut gut, vor allem in herzlicher Gesellschaft, läuft aber noch nicht unter »Training«. Die schon mal erwähnte »Nurses Health Study« beweist, dass schon regelmäßige 30-Minuten-Spaziergänge eine außerordentlich positive Wirkung auf die Gesundheit haben, aber bitte leiten Sie davon nicht ab, das sei die ideale Gesundheitsvorsorge: 30 Minuten spazieren sind für einen 100-Prozent-Muskelkörper ein Appetithäppchen, aber kein Training.

Beschleunigen Sie also, bis Sie gerade noch knapp mit geschlossenem Mund durch die Nase atmen können. Sie pumpen bei jedem Atemzug Sauerstoff ins

Blut, erhöhen so die Versorgung der Organe mit lebenswichtigem Sauerstoff. Die Fettverbrennung soll in diesen Grenzwerten am größten sein. Die Ankurbelung des Stoffwechsels führt bei regelmäßigem Training dazu, dass der Körper im Alltag mehr Kalorien verbrennt.

Die Pulsfrequenz variiert stark von Person zu Person. Fitnessgrad, Wetter- und Höhenlage spielen eine Rolle, die Temperatur, der Luftdruck, aber auch die Versorgung mit Vitalstoffen und die Stimmung. Hören Sie auf Ihren Körper. Wenn es ihm beim Training nicht gut geht oder wenn er sich langweilt, wird er nicht davon profitieren.

Spüren Sie Lust, sich in kurzen Sprints zu verausgaben, kurz und heftig den Puls bergauf zu jagen, so tun Sie es, Herz, Blut, Venen, Lungen und das Gehirn werden Sie dafür lieben. Die Muskeln sowieso.

Wer Gewicht verlieren möchte oder muss, hat mit Bewegung und Aminosäuren die besten Verbündeten. Unschlagbare Kombination: Glutaminsäure auf nüchternen Magen einnehmen, gleich in die Laufschuhe oder die Workoutklamotten und nüchtern trainieren, das bringt die Produktion von Wachstumshormonen richtig auf Touren. Diese Extraschicht der natürlichen, körpereigenen Junghaltehormone läuft noch eine Stunde nach dem Training weiter, es lohnt sich also, mit dem Frühstück zu warten.

Der 100-Prozent-Vitaltonus

Das Prinzip auch der menschlichen Anatomie ist einfach und logisch: Die Knochen geben die Form, die Muskeln den Halt und die Kraft, die Gelenke sind für die Bewegung zuständig. Werden die Muskeln optimal gebraucht und genutzt, so stehen Knochen und Gelenke frei, behindern sich nicht gegenseitig. Der Umkehrschluss trifft ebenfalls zu: Werden die Knochen optimal aufgespannt und ausgedehnt, so sind alle Muskeln in Aktion, denn es ist ihre Aufgabe, diese Aufspannung und Ausdehnung zu stabilisieren, zu halten und zu stützen.

Diesen Grundtonus, der allen Wirbeltieren von Natur aus eigen ist, den Giraffen, den Vögeln, den Fischen, den Katzen, den Eichhörnchen, den Affen und den Feldmäusen, diesen Tonus erreichen Sie mit dem 100-Prozent-Muskelprogramm mühelos und nachhaltig. Diese Grundaufspannung verhindert eine ganze Reihe von vermeintlich un-

DER 100-PROZENT-VITALTONUS

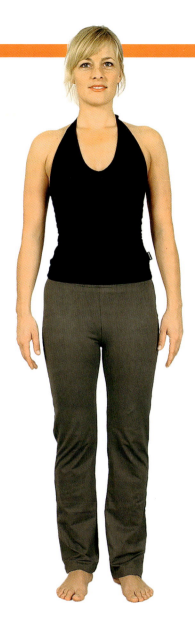

vermeintlichen Degenerationen, Verschleiß- und Alterserscheinungen wie

- Beckenschiefstand
- Altersbuckel, Wirbelsäulenverkrümmungen
- Rundrücken, Hohlrücken, Flachrücken

- Bandscheibenveränderungen, Hernien
- Arthrosen an Sprung-, Knie-, Hüft-, Kreuzbein-, Wirbel-, Schultergelenken, Ellbogen, Handgelenk
- Oberschenkelhalsbrüche
- Osteoporose
- Verspannungskopfschmerzen
- Schulterbeschwerden
- Verspannte Nackenmuskulatur
- Tennisarm
- Karpaltunnelsyndrom
- Fußerkrankungen wie Hallux valgus, Steifheit, Varuszehen
- Krampfadern, schwere Beine
- Arterienverkalkung

Die Schönheit profitiert von der 100-Prozent-Muskel-Körperhaltung ebenfalls ungemein:
- Ihre Bewegungen werden anmutig und geschmeidig
- Sie strahlen Selbstbewusstsein aus
- Sie schrumpfen nicht im Alter
- Ihre Figur bleibt in Form: runder Po, straffe Schenkel, flacher Bauch
- Der Frauenbusen hebt sich
- Das Doppelkinn verschwindet
- Die Faltenbildung wird aufgehalten
- Die Haut wird besser durchblutet
- Das Bindegewebe behält seine Festigkeit

Schließlich profitieren auch die Organe. Die gute Durchblutung, die intensive Versorgung mit Sauerstoff, die schnelle,

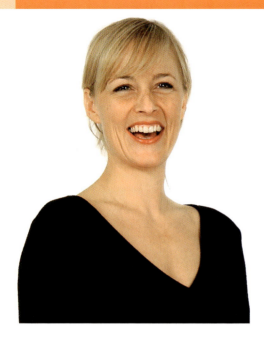

der die Knochen in dieser anatomisch artgerechten und vorteilhaften Position hält. Damit Sie die Knochen entsprechend orchestrieren können und die Übungsbeschreibungen verstehen, ist ein wenig anatomische Kenntnis notwendig. Sehen Sie's sportlich, bei Ihrem PKW, bei der Waschmaschine und beim Computer müssen Sie auch wissen, wo oben und wo unten ist. Wie viel mehr hat es die absolute Hochleistungsmaschine Körper verdient, die bereit ist, 100 Jahre lang reibungslos zu funktionieren, wenn Sie bereit sind, die Betriebsanleitung zu respektieren.

gesunde Zellerneuerung hält Venenwände, Bindegewebe, Muskelgewebe der Organe elastisch, kräftig und gesund. Organsenkungen werden durch das 100-Prozent-Muskelprogramm verhindert oder kuriert. Beckenbodenschwäche mit allen ihren Folgen wie Blasenschwäche, Prostatavergrößerung, Nachlassen der Potenz beim Mann, Gebärmuttersenkung, Blasensenkung, Inkontinenz bei der Frau werden verhindert, wenn Sie früh genug mit dem 100-Prozent-Muskelprogramm beginnen, geheilt oder gelindert, wenn Beschwerden bereits vorhanden sind.

Jede Übung schließt die anatomisch beste Haltung des ganzen Körpers ein. Für diese Haltung sind die Knochen zuständig, die Muskeln sind der Kitt,

Die Minimalanatomie für 100 Prozent Muskeln

Das Becken

Pelvis, Ossa coxae, Os sacrum, Os coccygis, Symphysis pubica
Das knöcherne Becken bildet die Mitte und das Fundament des aufrechten menschlichen Körpers und wird aus drei Knochen gebildet: Zwei Beckenkämmen, vorne verbunden durch die Symphyse, eine gallertartige, sehr flexible und robuste Masse, und dem Kreuzbein (siehe Kreuzbein), das aus fünf zu

einem stabilen Knochen zusammengewachsenen Wirbeln besteht. Das weibliche Becken ist weniger hoch als das männliche, breiter und eher herzförmig, die Beckenknochen bilden eine weite V-Form. Das männliche Becken bildet ein schmales V. Im 100-Prozent-Muskelprogramm steht die Auf- und Ausrichtung des Beckens im Zentrum, denn der Beckenstand entscheidet über die Haltung. Wird es vor- oder zurückgeschoben, so zieht diese Verschiebung auch die Wirbelsäule und den Brustkorb mit. Das gesunde, bewegliche Becken ist Voraussetzung für gesunde Hüftgelenke, eine flexibel aufgespannte Wirbelsäule und den mühelos »aufgehängten« Brustkorb, es unterstützt alle großen Gelenke (Fußgelenke, Knie, Hüftgelenke, Wirbel, Schultergelenke) in ihrer reibungslosen Funktion.

Die Sitzbeinhöcker

Tuber ischiadicum, Os ischii
Am unteren Rand bildet das Becken zwei Ringknochen, die Sitzbeine oder Sitzbeinhöcker. Sie sind einfach aufzuspüren: In der Mitte der horizontalen

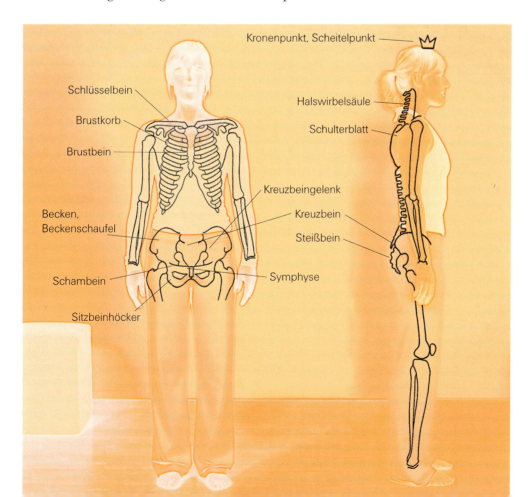

Falte unter dem Gesäß. Wenn Sie sich aufrecht auf einen harten Hocker setzen, spüren Sie die beiden Sitzbeinhöcker direkt. Durch den Ring ziehen sich Hüftmuskeln vom Beckenrand zu den Oberschenkelknochen und verbinden die Becken- mit den Beinmuskeln. Im CANTIENICA®-Beckenbodentraining werden die Sitzbeinhöcker eifrig genutzt als Referenzpunkte für die innere, größte Beckenbodenmuskelschicht (siehe Beckenboden). Über diese Sitzbeinhöcker können Sie diese stabilisierende »Fundamentmuskulatur« jederzeit und überall bewusst einsetzen: Jedes Mal, wenn Sie einen oder beide Höcker bewusst bewegen, haben Sie die Beckenmuskulatur aktiviert.

Das Schambein

Os pubis, Symphysis pubica
Es ist der vordere Rand des knöchernen Beckens und lässt sich unter dem Schamhaar gut ertasten. Die Knochen der linken und der rechten Beckenhälfte sind nicht aus einem Stück, sondern werden von der so genannten Schambeinfuge (Symphyse) zusammengehalten. Bei vielen Übungen dient das Schambein als Referenzpunkt für die Aufrichtung des Beckens, meistens zusammen mit dem Steißbein. Falls Sie den Ausdruck Schambein bisher nur im Zusammenhang mit Frauen und Geburten gehört oder gelesen haben: Bei Männern ist es genauso vorhanden und heißt auch so.

Das Steißbein

Os coccygis
Salopp gesagt: Es ist der verknöcherte Schwanz des Menschen. Weil wir als Zweibeiner nichts mehr zum Wedeln brauchen, wachsen die untersten fünf Wirbel zum Steißbein zusammen. Über die Beckenbodenmuskulatur und die Aufspannung der Wirbelsäule kann dieses Steißbein erstens erspürt und zweitens in Form gehalten werden. Es dient im 100-Prozent-Muskelprogramm zusammen mit den Sitzbeinhöckern und dem Schambein als Orientierungspunkt für die perfekte Aufrichtung des Beckens mittels der skeletthaltenden Beckenmuskulatur. Der Übergang zum Kreuzbein ist gelenkig.

Das Kreuzbein,
die Kreuzbeingelenke

Os sacrum, Articulatio sacra-iliaca
Zwischen dem untersten Lendenwirbel und dem Steißbein sind fünf Kreuzwirbel samt Bandscheiben zu einem breiten Knochen verwachsen. Durch seitliche Löcher treten die Nerven aus. Zusammen mit den Beckenschaufeln bilden

DIE MINIMALANATOMIE

die Seitenränder des Kreuzbeines zwei so genannte Wackelgelenke, die von kreuz und quer verstrebten Bändersehnen geschützt und gestützt werden. Diese beiden Gelenke können über die vernetzte Beckenmuskulatur unabhängig voneinander bewegt werden. Wer diese Beweglichkeit bewusst fördert und einsetzt, kann das Becken lebenslang beweglich erhalten.

Die Beckenbodenmuskulatur

Das knöcherne Becken wird unten von einem raffiniert verwobenen Muskelteppich zusammengehalten. Diese Beckenbodenschicht entwickelte sich durch die Bedürfnisse des aufrechten Ganges. Aus der Bauchwand musste ein tragfähiger Bauchboden werden. Der Zuschnitt der Muskulatur ist jenem der Vierbeiner zwar noch sehr ähnlich, aber die Funktionen haben sich komplett verändert.

Die 3 Schichten
1. Die äußere Schicht
Musculi puborectalis, Sphincter ani externus, Puboperinealis, Bulbospongiosus
Sie umschließt schlingenförmig die Vagina, den Ausgang der Harnröhre und den Anus bei der Frau, Harnöffnung, Samenleiter, Anus beim Mann. Sie ist am Damm mit der mittleren und der inneren Schicht verbunden und wird daher immer mittrainiert, wenn die großflächigen inneren Schichten aktiviert und entspannt werden. Übertraining der äußersten Schicht kann bei Frauen zu Verkrampfung der Scheide führen, bei Männern und Frauen Hämorrhoiden auslösen oder verstärken.

2. Die mittlere Schicht
Musculi transversus perinei profundus, Ischiocavernosus, Transversus perinei superficialis
Sie erstreckt sich wie ein dreieckiges Trampolin von Hüftgelenk zu Hüftgelenk. Vorn ist sie mit dem Schambein verbunden, am Damm mit der äußersten und der innersten Schicht.

Am anatomisch perfekt auf- und ausgerichteten Becken lässt sich diese mittlere Schicht leicht aufspüren und einsetzen. Sie spielt beim beckengerechten Gehen eine große Rolle und sichert lebenslang die Gesundheit der Hüftgelenke, indem sie den unteren Rahmen des Beckens eng und das Becken in V-Form hält.

3. Die innere Schicht
Musculi puborectalis, Pubococcygeus, Coccygeus, Iliococcygeus (Levator ani)
Sie erstreckt sich fächerartig vom Kreuzbein zu den seitlichen Beckenknochenrändern, den Seitzbeinhöckern, zur Gelenkspfanne der Hüften, nach vorne zum Schambein. Ein Teil

90 BEWEGUNG, BEWEGUNG, BEWEGUNG

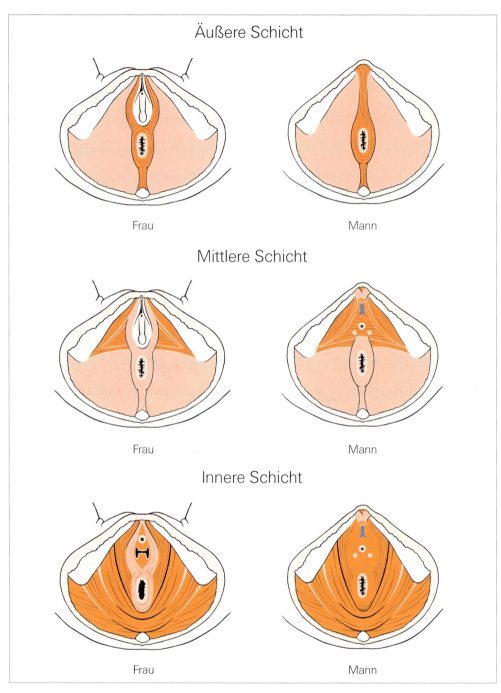

Die Beckenbodenmuskulatur bei Frau und Mann.

dieser inneren Schicht bildet den Levator ani, den Anusheber. Wie in einer Schale liegen die Organe des Unterleibes – vorab der Darm – in dieser Muskelschüssel. Am Damm ist die Schale mit der mittleren und der äußeren Schicht verbunden.

Die Vernetzung

Am Rücken vernetzt sich die innere Beckenbodenschicht mit dem »vielfach gespaltenen Muskel« *Musculus multifidus,* dem Darmbein-Rippenmuskel *Musculus iliocostalis lumborum,* die beide wiederum direkt mit der so genannten autochthonen Rückenmuskulatur verbunden sind: rund 200 kleinen Muskeln, die jeden Wirbel der Wirbelsäule schützen, stützen und beweglich machen.

Am Bauch: Durch die perfekte Ausrichtung des Beckens werden die tiefen Bauchmuskeln, der *Musculus psoas major,* großer Lendenmuskel oder Hüftbeuger, und der Darmbeinmuskel, *Musculus iliacus*, perfekt genutzt und eingesetzt.

Via Pyramidenmuskel, *Musculus pyramidalis*, wird der Beckenboden vorn an der Bauchwand mit den äußeren Bauchmuskeln verbunden. Dieser kleine Kerl hat die Potenz, aus einer Hängewampe wieder einen straffen Unterbauch zu zaubern.

Unter den Gesäßmuskeln *(Musculi glutei maximus, medius, minimus)* besitzt der menschliche Körper ein Set von Powermuskeln, das über den Beckenboden aktiviert und eingesetzt werden kann: den äußeren Hüftlochmuskel *Musculus obturatorius externus,* den inneren Hüftlochmuskel *Musculus obturatorius internus,* die Zwillingsmuskeln *Musculi gemelli inferior, superior,* den birnenförmiger Muskel *Piriformis,* den viereckigen Lendenmuskel *Musculus quadratus femoris.* Die Hüftmuskeln sind wiederum innigst mit der Oberschenkelmuskulatur verbunden und ziehen diese bei jedem beckenbodengesteuerten Schritt »automatisch« mit.

Diese anatomisch sinnvoll und komplett vernetzte Muskulatur macht das Becken zum Powerbecken, der Basis für den gesunden, starken Rücken, für bewegliche, gesunde Hüft- und Kniegelenke, für den formschönen, flachen, starken Bauch.

Die Wirbelsäule, Aufspannung

Die Wirbelsäule besteht aus 24 Wirbeln: sieben Halswirbel, zwölf Brustwirbel, fünf Lendenwirbel. Als Knochen im Bauklötzchensystem aufeinander gestapelt, ist die Wirbelsäule eine hilflose Konstruktion. Erst die so genannte autochthone Muskulatur macht die Wirbelsäule stark, beweglich, flexibel und aufrecht. Die autochthone Muskulatur besteht aus über 200 kleinen Muskeln. Sie schützen und stützen die Wirbel nach links und rechts, nach oben und unten, und ist auch noch diagonal verstrebt. Wie die Beckenbodenmuskulatur wird auch die autochthone Muskulatur im normalen Alltag sehr vernachlässigt, herkömmliches Fitnesstraining bearbeitet meist nur die peripheren Muskeln, also alle großen, von außen sichtbaren und tastbaren Muskeln, und selten die so wichtige Tiefenmuskulatur.

Diese Aufspannung wird von vielen anfangs als anstrengend empfunden. Die Anstrengung verliert sich, sobald die Muskeln, die für diese Aufgabe gemacht sind, wieder kräftig genug sind. Das dauert ein paar Tage, wenn Sie ungeduldig sind und die »neue« anatomische Haltung möglichst schnell in den Alltag einbauen. Gehören Sie zur »Rom wurde auch nicht an einem Tag erbaut«-Fraktion, brauchen Sie drei Wochen. Wer danach Aufrichteschmerzen hat, hat zu wenig oder halbherzig trainiert.

Grundtonus

Die Bezeichnung für die »Vitalspannung« der gesunden Muskulatur am aufgespannten Körper. Diese Grundspannung können Sie bei Kleinkindern und gesunden Wirbeltieren beobachten, bei Delphinen genauso wie bei dem kleinen Spatzen: Eine dynamische Grundspannung, die vor Lebendigkeit vibriert und gar nicht anders kann, als das zu tun, wofür sie geschaffen ist, Bewegung.

Fußhaltung

Die Füße stehen immer so, dass sich die Fersen etwas näher sind als die Zehen, in einer angedeuteten V-Haltung. In dieser Position können sich die Tiefenmuskeln ideal vernetzen, der Beckenboden kann die Muskeln des Oberschenkels in die optimale Vernetzung bringen. In dieser Haltung »verwachsen« das Großzehengrundgelenk und der Mittelpunkt der Ferse mit dem Boden. Kleinzehe und Großzehe stehen sich möglichst nahe, der Mittelfuß hebt sich leicht an. So ist auch die Feinmuskulatur an der Fußsohle vernetzt und aktiv. »Fuß flex« oder »Fuß flexen« sind Ausdrücke aus dem Ballett und bedeuten: Mittelfuß anziehen, rechter Winkel zwischen Fuß und Schenkel, Zehen entspannt. Diese Fußhaltung ist im 100-Prozent-Muskelprogramm die Regel – weil sie natürlich ist und die Muskeln, Knochen, Sehnen, Bänder in der natürlichen Anordnung trainiert.

Den Brustkorb aufrichten

Wie oben, so unten: Hängt der Oberkörper, kippt auch das Becken. Und umgekehrt. Schulterprobleme gehen immer mit einem eingefallenen oder aufgeplusterten Brustkorb einher. Und schließlich verhindert der aufgerichtete Brustkorb die Erschlaffung der busenhaltenden Muskulatur *(Musculus pectoralis minor)*.

Die Schultern richtig setzen

Wenn Becken, Wirbelsäule, Brustkorb richtig »sitzen«, können die Schultern loslassen, können sich entspannen. Durch diese Entspannung löst sich der Oberarmkopf aus dem Schulterdach, fließt nach unten, das Schultergelenk wird frei und beweglich.

Kopf hoch, Kronenpunkt

Am optimal aufgerichteten und aufgespannten Torso thront der Kopf scheinbar schwerelos auf den Halswirbeln. Optimal aufgespannt ist »Wirbeltier Mensch«, wenn der Torso unter Zugspannung steht. Scham- und Steißbein ziehen in eine Richtung, der Scheitelpunkt in die Gegenrichtung. Wer nur am unteren Ende der Wirbelsäule zieht, gewinnt nichts, sackt ein, wer nur am Scheitel zieht, zieht wahrscheinlich die Schultern hoch, verkrampft sich und sieht auch so aus. Zug und Gegenzug bringen Tonus, Grundspannung, Energie, Sprungbereitschaft, Wachheit, Ausstrahlung. »Kronenpunkt« nenne ich diesen höchsten Punkt auf dem Schädel. Stellen Sie sich vor, Ihr Kopf sei an einem goldenen Faden aufgehängt und werde von einer unsichtbaren Hand hochgezogen. Suchen Sie dieses schwebende Gefühl in jeder Position.

Pulsieren

Die Bewegungen bei der CANTIENICA®-Methode kommen immer aus einer dreidimensional verschraubten, physiologisch begründeten Position und aus der Tiefmuskulatur. Das bedeutet Architektur der Knochen. Verschiebung der Gelenke. Veränderungen am Brustkorb und am Becken. Es bleibt wenig Spielraum, große Bewegungen würden den therapeutischen Aufbau zerstören. Gleichzeitig sind die Mikrobewegungen intensiv und langsam. Weil die deutsche Sprache dafür kein geläufiges Wort zur Verfügung stellt, verwenden wir den Ausdruck Pulsieren, manchmal Pulse, Impulse. Sobald Sie sich daran gewöhnt haben, fühlt sich das, was Sie mit der Tiefmuskulatur machen, auch so an wie ein Puls, der aus den Muskeln kommt.

Das 100-Prozent-Muskelprogramm

Die Anleitung zum Üben

Das 100-Prozent-Muskelprogramm zielt auf Extension, »entspannte Aufspannung«, auf Kraft und Beweglichkeit. Es ist aufgeteilt in drei Gruppen:

Gruppe 1 – Dynamisch atmen
Gruppe 2 – Das Workout
Gruppe 3 – Alltag kreativ

Als »Ausrüstung« benötigen Sie für Gruppe 1 und 3 einen einfachen Küchenhocker, für Gruppe 1 und 2 eine Gymnastikmatte. Für alle Gruppen bequeme Kleidung, nackte Füße oder rutschfeste Socken.

Gruppe 1 – Dynamisch atmen

- Grundatmung
- Wirbelsäulenatmung
- Diagonalatmung

Diese Übungen können Sie jederzeit und überall zur Entspannung und Meditation nutzen.
Zeitaufwand: Was immer Sie investieren möchten oder können, von 5 bis 40 Minuten.

Gruppe 2 – Das Workout

Jede Übung schließt den ganzen Körper mit ein.
Jede Übung versetzt den ganzen Körper in die anatomisch sinnvolle Grundspannung. Jede Übung beinhaltet daher eine Grunddehnung.
Set 1 kümmert sich zusätzlich intensiv um Oberkörper, Arme, Schultern, Brust.
Set 2 fokussiert sich auf Becken, Po, Beine.
Set 3 vernetzt die Tiefenmuskulatur an Rücken und Bauch.

> Set 1 – Fokus Arme, Schultern, Brust

- Hochturm, 4 Phasen
- Armtwist, 3 Phasen
- Steilhang, 4 Phasen

> Set 2 – Fokus Becken, Beine, Po

- Ausfallschritt vernetzt, 3 Phasen
- Kopfunter, 3 Phasen
- Powerpliés, 2 Phasen
- Megastretch, 3 Phasen
- Albatros, 3 Phasen

> Set 3 – Fokus Rücken, Bauch, Becken

- Dynamoliegestütz, 4 Phasen
- Hängebrücke, 4 Phasen
- Langbeinschraube, 1 Phase
- Turbobauch, 4 Phasen
- Dreieck, 3 Phasen

Zeitaufwand aller 3 Sets: 25 bis 30 Minuten

Gruppe 3 – Alltag kreativ

Gruppe 3 zeigt, wie Sie die 100 Prozent Muskeln im Alltag einsetzen können.

- Sitzen, 4 Phasen
- Hochsitz, 3 Phasen
- Berg und Tal, 3 Phasen
- Stehen, 5 Phasen
- Gehen, 4 Phasen

Zeitaufwand: Null.

Lebendiges Atmen

Der Atem ist das Geschenk des Lebens an uns. Solange wir atmen, leben wir. Je lebendiger, bewusster, achtsamer wir atmen, umso besser leben wir.

Die Atmung ist der schnellste Weg zur Entspannung. Der Atem ist auch der schnellste Weg zu Leichtigkeit. Und der Atem bringt Sie schnell und nachhaltig in Verbindung mit der Tiefenmuskulatur.

Sie können die folgenden Atmungen als kleine Meditation zwischendurch einsetzen, im Büro, am Steuer Ihres Autos, vor dem Einschlafen. Als Vorbereitung für das 100-Prozent-Muskeltraining stimmt Sie der Atem ein, Sie werden die entspannte Aufspannung schneller und leichter finden.

Viele Menschen atmen ihr ganzes Leben lang flach und klein. Und wenn sie beim Arzt oder in der Meditationsgruppe aufgefordert werden, »tief« zu atmen, nehmen sie das wörtlich und lassen sich vom Atem buchstäblich in die Tiefe ziehen. »Bewusstes Atmen« wird als Ausnahme mit viel Aufwand zelebriert. Dabei ist der Atem das Grundgeschenk des Lebens an uns, die natürlichste Sache der Welt. Der Atem transportiert das Selbst-Bewusstsein, das Urvertrauen in das Leben, unser Leben. Atem ist Energie, unerschöpfliche Energie. Der Atem ist eine Kraftquelle für das lange, gute Leben, er schenkt noch mehr Wahrnehmung, Bewusstsein, Gelassenheit und Freude.

Gruppe 1 – Dynamisch atmen

Grundatmung

> **Das Thema:** Mit dem Atem aufrichten. Mit dem Atem wachsen. Im Körper Atemräume schaffen. Die Tiefenmuskulatur bewusst machen und einsetzen.

Bequem hinsetzen, Schneidersitz am Boden, aufrecht auf einem Meditationskissen oder einem Küchenhocker. Oder Rückenlage auf einer Matte oder auf einem Polster. Beine hüftweit angewinkelt.

- Mund leicht offen halten. Die Zungenwurzel zum Gaumen hochziehen und aktiv an dieser Stelle halten.
- Durch die Nase einatmen, durch die Nase ausatmen, in Ihrem ganz individuellen Rhythmus.
- Bei jedem Atemzug ruhiger werden.
- Den Atem bewusst in jeden Teil des Körpers ziehen, Füße, Beine, Becken, Bauch, Brust, Rücken, Hände, Arme, Schultern, Kopf.
- Den Atem achtsam in jedes Organ ziehen, Gehirn, Augen, Ohren, Herz, Leben, Magen, Darm, Nieren, Blase, Gebärmutter und, natürlich, Lungen.
- Beim Einatmen die Sitzbeinhöcker zusammenziehen, um den Beckenboden bewusst zu aktivieren, beim Ausatmen vollkommen loslassen.
- Kehlkopf beim Ein- und Ausatmen leicht zusammenziehen und ein leises kleines Schnarchgeräusch machen.

Wirbelsäulenatmung

> **Das Thema:** Den Körper mit dem Atem aufspannen, ausdehnen, lang machen. Das Zwerchfell aufspannen und ausdehnen. Raum schaffen für die Organe.

Die skeletthaltende Muskulatur, die den Körper im Innern zusammenhält, wird vernetzt. Das stabilisiert die Haltung und wirkt Haltungsschäden aller Art entgegen. Es vergrößert das Lungenvolumen. Sie lernen, wie sich das Zwerchfell im Durchmesser ausdehnen kann. Das macht die Rippen geschmeidig und stärkt die Organe.

Schneidersitz auf einem Meditationskissen. Oder auf einen einfachen Hocker setzen. Exakt auf den Sitzbeinhöckern ausrichten. Scham- und Steißbein nach unten, den Kronenpunkt in Gegenrichtung zur Decke dehnen. Bauchnabel zart zum Brustbein hochziehen. In dieser Aufspannung entspannen.

Handrücken liegen entspannt auf den Oberschenkeln. Ellbogen schwer nach unten senken und gleichzeitig auseinander dehnen, das setzt die Schultern an den richtigen Platz.

Der Mund ist leicht offen. Die Zungenwurzel aktiv nach hinten oben an den Gaumen ziehen. Vorstellung: Der Kronenpunkt hänge an einem goldenen Faden und eine unsichtbare Hand ziehe ihn bei jedem Atemzug ein bisschen höher.

Beim Einatmen die Sitzbeinhöcker näher zueinander ziehen. Den Atem durch die Wirbelsäule nach oben ziehen und in der Vorstellung durch den Kronenpunkt ausatmen und in den Atem wachsen. Achtung, Absicht: Beim Ausatmen nicht kleiner machen, sondern im Gegenteil wachsen. Jeder Atemzug macht länger, leichter.

Je länger und aufgespannter der Körper während des Atmens ist, umso mehr kann sich das Zwerchfell ausdehnen, aufspannen.

Sie können die Vertikalatmung auch in Rückenlage machen, zum Beispiel vor dem Einschlafen als Entspannung.

Diagonalatmung

> **Das Thema:** Die Tiefenmuskulatur kreuz und quer vernetzen.

Eine der evolutionären Meisterleistungen des Menschen ist der Kreuzgang: Becken und Brustkorb schwingen beim Gehen entgegengesetzt, Becken rechts, Schulter links und umgekehrt. Diagonalvernetzungen der Tiefenmuskulatur übernehmen die Kommunikation zwischen den Gelenken. Sie können diese Diagonalvernetzungen durch die Atmung bewusst wahrnehmen. Sie machen Haltung kinderleicht und verhindern die Entwicklung von chronischen Haltungsschäden wie Beckenschiefstand, Wirbelsäulenverkrümmung, Hohlkreuz, Rundrücken.

Im Liegen
Rückenlage auf einer Matte. Beine angewinkelt. Füße, Knie hüftweit auseinander. Den Rücken aufspannen. Arme parallel zum Körper, Ellbogen leicht angewinkelt. Schultern entspannen.

Phase 1
Durch den rechten Sitzbeinhöcker einatmen. Den Atem zur linken Beckenschaufel ziehen. Die Beckenschaufel weit machen und ausatmen. Diagonale wechseln: zum linken Sitzbeinhöcker

einatmen, die rechte Beckenschaufel öffnen, ausatmen. Jede Diagonale 10-mal.

Phase 2
Durch den Bauchnabel einatmen, zum rechten Rippenbogen ziehen, die Rippen weit machen, ausatmen. Durch den Bauchnabel einatmen, zum linken Rippenbogen ziehen, weit-weit-weit öffnen, ausatmen. 10-mal.

Phase 3
Durch das Brustbein einatmen, Atem zur linken Schulter ziehen und ausatmen. Durch das Brustbein einatmen, zur rechten Schulter reisen, ausatmen.

Phase 4
Durch das Brustbein einatmen, den Atem halbieren, den Atem im V zu beiden Schultern ziehen, ausatmen.

Phase 5
Durch den rechten Sitzbeinhöcker einatmen, den Atem zur linken Schulter ziehen und ausatmen. Umgekehrt: Einatmen und das linke Sitzbein anziehen, zur rechten Schulter führen, ausatmen.

Phase 6
Das Zwerchfell ausdehnen: Von der untersten Rippe hinten links zur untersten Rippe vorne rechts atmen. Von der untersten Rippe hinten rechts zur untersten Rippe vorne links. Stellen Sie sich vor, wie sich das Zwerchfell aufspannt, wie ein Fallschirm, oder wie ein Sonnenschirm.

Phase 7
Von der untersten Rippe vorne links zur untersten Rippe hinten rechts atmen. Umgekehrt, von der untersten Rippe vorne rechts zur untersten Rippe hinten links.

Im Sitzen
Auf dem Küchenhocker sitzen und aufrichten, exakt auf den Spitzen der Sitzbeinhöcker. Füße, Knie hüftweit auseinander. Rücken aufspannen. Wenn das aufrechte Sitzen sehr anstrengt, kann an der Wand gearbeitet werden: Zwischen Rücken und Wand Luftballone oder Softbälle geben, einen ins Kreuz, einen zwischen die Schulterblätter. Die »Atemwege« wie im Liegen beschrieben »malen«: Sitzbein zu Beckenschaufel. Bauchnabel zu Rippenbogen. Brustbein zu Schulter. Sitzbein zu Schulter.

Gruppe 2 – Das Workout

> **Set 1**
> Powerfokus: Arme, Schultern, Brust

Hochturm

Grundposition
1 Stellen Sie sich aufrecht hin. Knie locker. Gewicht möglichst über den Fersen. Arme locker seitlich und entspannt hängen lassen.

Füße und Knie hüftweit auseinander. Die Füße punktuell auf dem Großzehengrundgelenk und der Ferse belasten.

Den Kronenpunkt zur Decke hoch ziehen. Scham- und Steißbein nach unten fließen lassen – auch wenn das für Sie jetzt gerade seltsam klingt, lassen Sie einfach alle angespannten Muskeln am Rücken los, dann »verlängern« sich die Knochen von selbst.

Bauchnabel zum Brustbein »ziehdenken«, das aktiviert den Pyramidenmuskel.

Phase 1
Jetzt die Sitzbeinhöcker etwas näher zueinander ziehen. Ohne Ruck, ohne Kippen des Beckens. Einfach nur die Sitzhöcker zur Mitte »holen«. Das aktiviert die innerste Beckenbodenschicht,

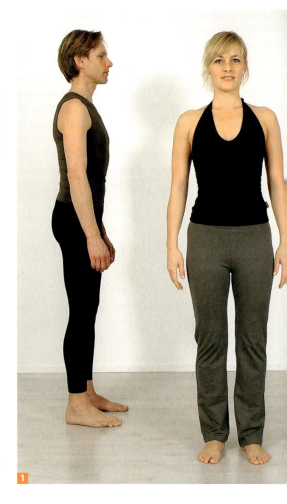

vernetzt die Hüft- mit den Oberschenkelmuskeln und »dreht« den Oberschenkel leicht nach außen.

Loslassen, wiederholen. 20-mal.

Wenn Sie's anatomisch perfekt machen, spüren Sie, wie sich das Längsgewölbe der Füße aufrichtet, spürbar als leichtes Hochziehen des Mittelfußes.

Sitzbeinhöcker wieder sanft zusammenziehen, diese Stabilisationsspan-

GRUPPE 2 – DAS WORKOUT 101

nung halten. Ideal ist es, wenn Sie den Beckenboden nicht zu stark anspannen und immer wieder pulsieren: Rhythmisch anziehen und bis auf die Vitalspannung lösen, wieder mehr anspannen, wieder lösen.

> **Wichtig:** Falls Sie beim ersten Versuch nichts oder nicht viel spüren, konstruieren Sie bitte keine Extrabewegung. Die vergessene Tiefenmuskulatur wird sich melden, verlassen Sie sich darauf.

Phase 2
2 Hände verschränken. Arme über dem Kopf ausstrecken. Innenhände zeigen zur Decke.

Arme hochstrecken, bis die Schultern die Ohren berühren. Jetzt mit gestreckten Armen die Schultern nach außen unten setzen und gleichzeitig den Kronenpunkt noch mehr nach oben dehnen.

> **Wichtig:** Arme gestreckt und möglichst senkrecht.
> 10-mal wiederholen.

Phase 3
Körper komplett aufgespannt halten.

Stellen Sie sich jetzt vor, Sie atmen durch den linken Sitzbeinhöcker ein, führen den Atem diagonal durch den ganzen Körper und atmen durch die rechte Schulter aus.

Jetzt durch den rechten Sitzbeinhöcker einatmen, durch die linke Schulter ausatmen.

Je 3-mal, auf 10-mal steigern.

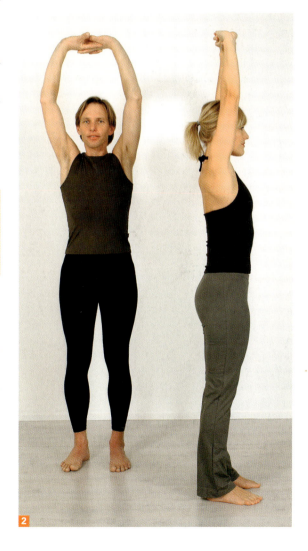

102 DAS 100-PROZENT-MUSKELPROGRAMM

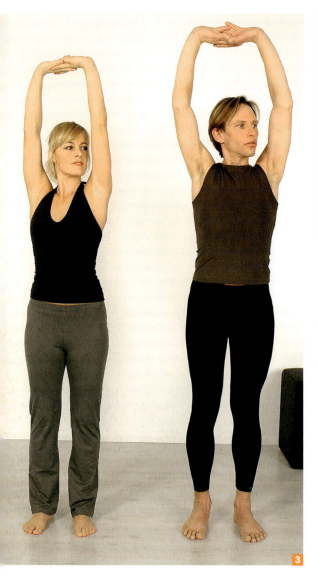

> **Was, wenn …**
> … Sie die Position als anstrengend empfinden: entspannen, alles loslassen, alles schütteln, wieder neu aufbauen.
> Bei starkem Rundrücken oder chronisch hochgezogenen Schultern ist die gestreckte Armhaltung anfangs schwierig, arbeiten Sie mit angewinkelten Armen.

Bei sehr verspannten Schultern ist es anfangs anstrengend, die Arme gestreckt zu halten. Das ist die Alternative: Unterarme über dem Kopf aufeinander legen. Mit leichtem Druck die Ellbogen nach unten (Richtung Rücken) schieben und so die Schultern senken.

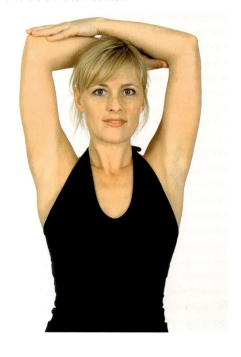

Phase 4 Hochturm gedreht
3 Aus Phase 3: Die Schultern mit gestreckten Armen nach links drehen, den Kopf nach rechts, so weit es geht. Zurück in die Mitte, Schultern nach rechts, Kopf nach links. 5-mal wiederholen.

Armtwist

Grundposition wie Hochturm: Füße, Knie hüftweit auseinander. Bewusst Großzehengrundgelenk und Ferse spüren und verankern.

Gewicht gleichmäßig auf beide Beine aufteilen.

Kronenpunkt nach oben, Scham- und Steißbein nach unten dehnen und so ganz lang machen.

Bauchnabel zum Brustbein dehnen.

Arme entspannt, leicht angewinkelt.

Phase 1

1 Jetzt umfasst die rechte Hand kräftig das linke Handgelenk und dreht es leicht nach innen (zum Körper hin), der linke Arm dreht sich nicht, sondern leistet Widerstand.

Ellbogen auseinander ziehen, den linken nach links, den rechten nach rechts, bis eine klare Zugspannung in beiden Armen spürbar ist.

Nun drehen Sie gegen den Widerstand der rechten Hand den linken Oberarm aus. Kurz halten, 20-mal wiederholen.

Von außen ist nichts sichtbar, Sie müssen eine tiefe Dehnung über der Brust und am oberen Rücken spüren, als würde der ganze Oberkörper aufgespannt und von innen gedehnt. Nehmen Sie dieses Dehnungsgefühl im Torso auf und steigern Sie es bei jeder Wiederholung.

Seite wechseln: Die linke Hand nimmt das rechte Handgelenk in den Schraubstock, der rechte Oberarm dreht sich, 20-mal.

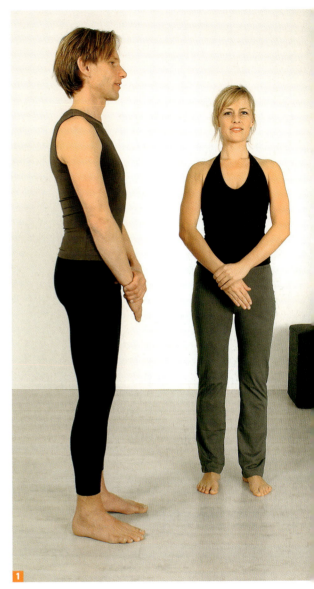

1

Diese tolle Übung können Sie im Alltag immer machen, um die Schultern zu entspannen.

104 DAS 100-PROZENT-MUSKELPROGRAMM

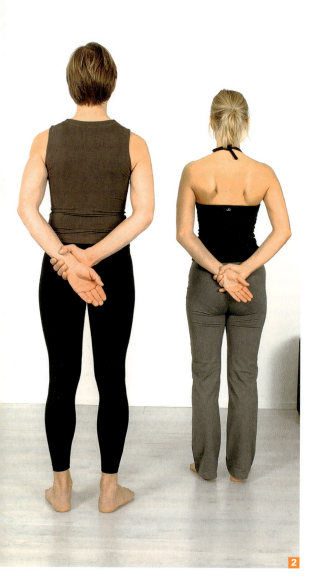

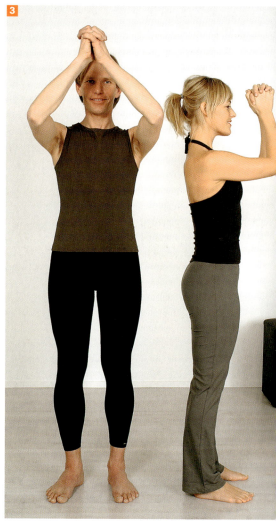

Was, wenn …
… die Schultern schmerzen: Ellbogen schwer nach unten ziehen.
… der Hals kurz wird: Kronenpunkt zur Decke ziehen, die Schultern nach außen dehnen.

Phase 2
2 Hände auf den Rücken, Armgelenk umfassen und genau so wie beschrieben den Oberarm ausdrehen. Jede Seite 20-mal.

Phase 3 Schmetterling
3 Powerposition aufbauen.

Hände zusammenfalten, Arme auf Schulterhöhe anheben.

Schultern nach außen unten setzen.

Jetzt in der »tiefenmuskulären Vorstellung« die Schultern nach hinten, die Ellbogen nach vorne ziehen, als können Sie die Oberarme nach Belieben verlängern. Diesen Grundtonus halten und die Ellbogen näher zueinander pulsieren.

Stimmt die Grundposition, so können sich die Ellbogen höchstens ein paar Zentimeter annähern. 20-mal »pulsieren«.

> **Was, wenn …**
> Kommen die Ellbogen ganz leicht zusammen, so arbeiten Sie mit den Schultern, statt mit der Tiefenmuskulatur. Stellen Sie sich vor, die Schulterblätter werden hinten am Rücken von einem starken Band gehalten.

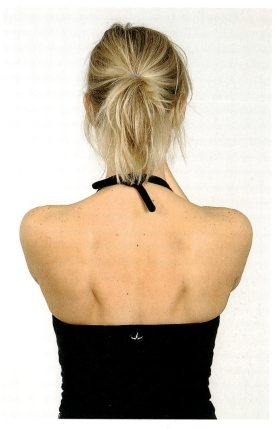

Die Schultern weit gedehnt, die Schulterblätter flach am Rücken anliegend, der Nacken lang und federleicht schwebend der Kopf: Resultat der Aufspannung der Wirbelsäule.

Steilhang

Aus der Grundhaltung im Stehen. Hände verschränken. Arme über den Kopf strecken. Mit gestreckten Armen die Schultern nach außen unten ziehen.

Phase 1
■ Oberkörper vorbeugen, Sitzbeinhöcker näher zueinander ziehen, das Gesäß nach hinten dehnen, bis die Knie exakt über den Fersen stehen. Den Kronenpunkt nach vorne, gleichzeitig Scham- und Steißbein nach hinten dehnen, bis der Torso aufgespannt ist und Sie sich lang, leicht und gedehnt fühlen.

Phase 2
Durch den rechten Sitzbeinhöcker einatmen, den Atem zur linken Schulter ziehen und die linke Schulter bewusst noch mehr nach außen unten setzen.

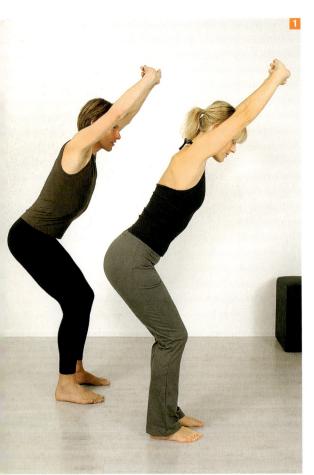

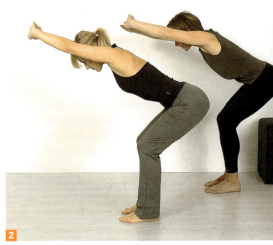

Am linken Sitzbeinhöcker einatmen, zur rechten Schulter. 5-mal wiederholen.

Phase 3 Klappdeckel
■ Im »Steilhang« die Sitzbeinhöcker kraftvoll zusammenziehen und das Gesäß absenken. Die Sitzbeinhöcker noch mehr anziehen, Fersen in den Boden schieben und wieder anheben, die Knie

beugen sich nur unmerklich. Beckenboden, Hüftmuskeln, hintere Oberschenkelmuskeln machen die ganze Arbeit. 20-mal. Wichtig: das Gesäß geht nicht unter Kniehöhe.

> **Was, wenn …**
> … sich die Muskulatur an den vorderen Oberschenkeln anspannt: Sie sind vom Beckenboden abgekommen oder ziehen die Zehen hoch.
> Armhaltung anfangs zu anstrengend: Hände locker auf den Rücken legen. Oder die Arme seitlich anwinkeln und die Ellbogen kraftvoll auseinander ziehen.

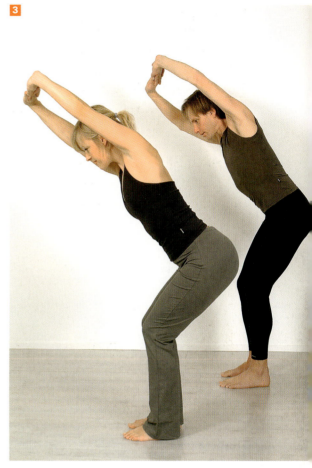

Wenn Sie die gestreckten Arme nicht halten können oder schnell ermüden: Hier zeigt Andrea die Alternative: Arme auf Schulterhöhe anwinkeln, Ellbogen auseinander ziehen, bis der obere Rücken und der Brustkorb weit und gedehnt sind, Rest wie beschrieben.

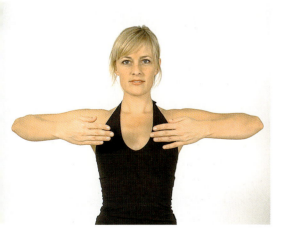

Phase 4 Twist
Direkt aus Phase 4. Gesäß weit nach hinten ziehen, Sitzbeinhöcker noch mal extra nach hinten oben dehnen, damit der Rücken wirklich aufgespannt ist. Den Oberkörper aus der Brustwirbelsäule nach links, den Kopf gleichzeitig nach rechts rotieren. Seiten wechseln. 10-mal. Der Beckenboden macht die ganze Arbeit, Füße, Knie, Beinachse bleiben absolut stabil.

DAS 100-PROZENT-MUSKELPROGRAMM

Set 2
Powerfokus: Becken, Beine, Po

Ausfallschritt vernetzt

Aufrecht stehen, Füße und Knie hüftweit. Gewicht gleichmäßig auf beide Beckenhälften verteilen. Der Kronenpunkt zieht nach oben, Scham- und Steißbein ziehen in die Gegenrichtung, bis alle Torsomuskeln gedehnt sind und Sie sich mindestens 5 cm größer fühlen.

Phase 1
1 Hände verschränken, Arme nach oben ausstrecken wie im Hochturm. Schultern mit gestreckten Armen nach außen unten setzen.

Mit dem rechten Bein einen Schritt nach vorne machen.

Oberkörper absenken, so weit es geht. Beide Knie bilden exakt 90°-Grad-Winkel.

Scham- und Steißbein noch mehr Richtung Boden verlängern, Kronenpunkt nach oben. Die linke Kniescheibe zieht ebenfalls nach unten.

Jetzt die Sitzbeinhöcker kräftig zueinander ziehen und mit dieser »Hosenbodenkraft« den Körper wenige Zentimeter anheben, Beckenboden nicht ganz lösen, wieder absenken, aktivieren, anheben. Mit 10-mal anfangen, auf 30- oder, wenn Sie den Popo knackig formen möchten, 50-mal steigern.

Phase 2
2 Direkt in die Dehnung: Das linke Bein durchstrecken, den Oberkörper aufrichten und pfeilgerade nach vorne beugen. Hände auf dem rechten Oberschenkel abstützen. Während Sie das linke Bein ca. 1 Minute dehnen, mit den Sitzbeinhöckern pulsieren. So kann die

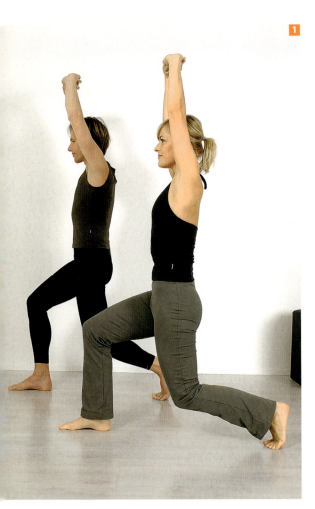

Muskulatur während der Dehnung nicht erkalten.

Phase 3
 Das rechte Bein beugen und das linke vor dem Körper durchstrecken. Die Füße flex. Dehnung auf 60 Sekunden halten und mit dem Beckenboden pulsieren. Seite wechseln, Phasen 1 bis 3 wiederholen.

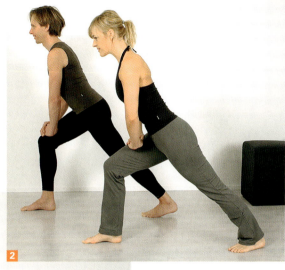

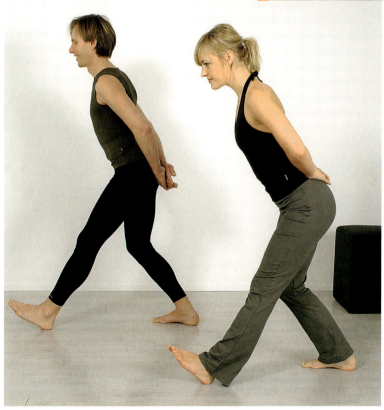

Kopfunter (Kniesehnendehnung)

Powerposition im Stehen einnehmen. Füße, Knie hüftweit auseinander, Scham- und Steißbein ziehen nach unten, Kronenpunkt nach oben, bis der ganze Torso aufgespannt ist.

Hände verschränken, Arme über dem Kopf ausstrecken, Schultern mit gestreckten Armen nach außen unten setzen und so den Oberkörper weit und offen machen.

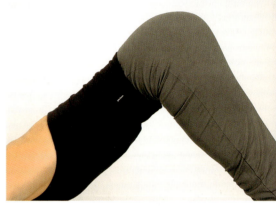

Detail für Phase 3: So sieht es aus, wenn die Sitzbeinhöcker zur Decke und die Fersen Richtung Boden ziehen. Der untere Rücken ist gedehnt und weit, die Hüftgelenke liegen frei.
Tipp für Anfänger: Hände auf einem Schemel.

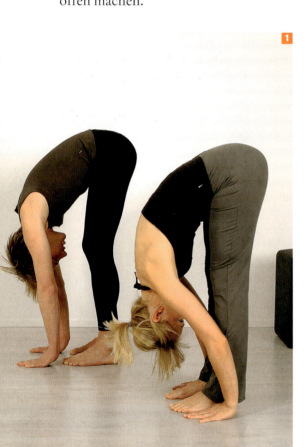

Phase 1

1 Etwas in die Knie gehen und aus den Hüftgelenken den Oberkörper in einer geschmeidigen Bewegung senken.

Arme und Kopf schwerelos nach unten hängen lassen. Alle Wirbel Richtung Kopf fließen lassen. Sitzhöcker nach hinten oben strecken, so weit es nur geht.

Die Dehnung 60 Sekunden genießen, mit dem Beckenboden pulsieren.

Phase 2

Den linken Sitzbeinhöcker nach oben dehnen, bis das linke Bein gestreckt ist. Entspannen, den rechten Sitzbeinhöcker hochziehen, das rechte Bein strecken. Entspannen. Jede Seite 10-mal.

> **Was, wenn …**
> Falls Ihnen kopfunter schnell schwindlig wird, richten Sie sich zwischen Phase 1 und 2 kurz auf und bauen die Position wieder wie beschrieben.

Phase 3
2 Hände auf den Boden aufsetzen, nach vorne wandern. Wichtig: Kopf entspannt hängen lassen! Wenn Beine und Oberkörper ein schönes Dreieck bilden (siehe Detailfoto), anhalten. Schultern zurückschieben. Sitzbeinhöcker zur Decke strecken, die Fersen in den Boden schieben.

Bauchnabel zum Brustbein, das Schambein zur Decke dehnen. Während der Dehnung (mindestens 60 Se-

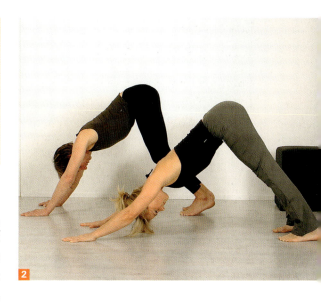

kunden) mit dem Beckenboden pulsieren, damit die Muskulatur nicht erkaltet.

Mit den Händen zurückwandern, tief in die Knie, Kronenpunkt hochziehen und aufrichten.

Powerpliés

Stellen Sie sich möglichst breitbeinig auf, gehen Sie leicht in die Hocke.

Die Knie stehen genau über den Fersen, die Zehen zeigen in die Richtung der Knie.

Mit den Händen die Oberschenkel fassen und sanft noch mehr ausdrehen. Wichtig: Die Knie drehen nicht mit, sondern bleiben stabil über den Fersen.

Phase 1
Die Muskeln der Oberarme ausdrehen, wie Sie es aus der Übung Armtwist kennen: Ellbogen ziehen auseinander, die Muskeln drehen sich nach hinten, der gesamte Brustraum wird weit und offen.

Durch den linken Sitzbeinhöcker einatmen, durch die rechte Schulter ausatmen.

Durch den rechten Sitzbeinhöcker einatmen, die linke Schulter ausatmen.

10-mal. Die Schultern senken und entspannen sich bei jeder Diagonalatmung mehr. Der Kronenpunkt steigt immer höher.

Zwischenphase.

Zum Entspannen die Beine abwechselnd durchstrecken.

Phase 2
1 Grundposition wie für Phase 1. Die Sitzbeinhöcker kraftvoll zueinander ziehen und mit dieser Basiskraft den

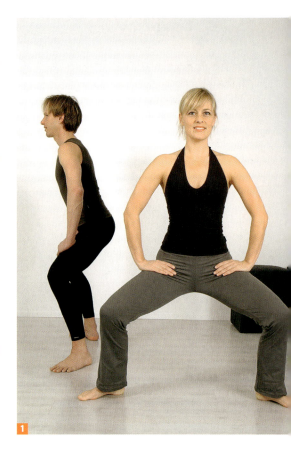

Oberkörper ein paar Zentimeter heben und senken. Wichtig: Die Muskulatur am vorderen Oberschenkel hat Grundtonus, ist ansonsten möglichst entspannt, der Beckenboden und die hinteren Muskeln machen die Arbeit.

> **Was, wenn ...**
> ...das Gleichgewicht noch nicht mitmachen will: an einem Tisch oder einem Geländer halten.

Megastretch

Fersensitz. Knie hüftweit oder weiter auseinander.

Füße nach Möglichkeit aufrichten.

Hände locker gewölbt hinter dem Körper aufstützen, Finger zeigen zueinander.

Ellbogen auseinander dehnen. Scham- und Steißbein kraftvoll lang ziehen, den Kronenpunkt in die Gegenrichtung dehnen. Bauchnabel zum Brustbein. Wichtig: Der Kopf fällt nicht nach hinten, sondern steht entspannt in der Verlängerung von Wirbelsäule und Nacken.

Phase 1
Sitzbeinhöcker kraftvoll zusammenziehen und das Gesäß leicht von den Fersen heben, bis eine intensive Dehnung in den Oberschenkeln, den Leisten und im Rücken besteht. 60 Sekunden halten, gleichzeitig mit dem Beckenboden pulsieren.

Phase 2
Durch den linken Sitzbeinhöcker ein- und die rechte Schulter ausatmen. Umgekehrt, rechter Sitzhöcker zu linker Schulter. Je 5-mal wiederholen.

Phase 3
Stellen Sie sich auf, Sie atmen durch das rechte Knie ein und durch den linken Ellbogen aus. Und umgekehrt, einatmen durch das linke Knie, ausatmen durch den rechten Ellbogen. Je 5-mal.

> **Was, wenn …**
> … es in den Oberschenkeln sehr stark zieht: Beine weiter grätschen.
> … der Torso nicht stabil ist: Bauchnabel zu Brustbein ziehen.
> … der Nacken verspannt ist: Kinn leicht zur Brust senken.

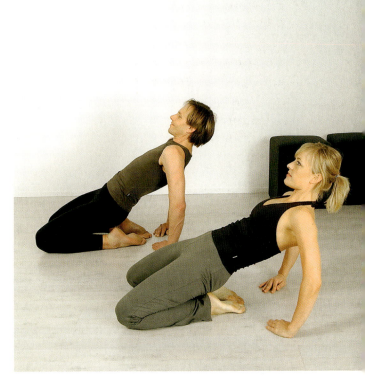

Albatros

Auf den Boden setzen und genau auf den Sitzbeinhöckern ausrichten. Den Beckenboden durch Zusammenziehen der Sitzhöcker leicht aktivieren.

Beine möglichst weit grätschen. Füße entspannt in Flexhaltung.

Scham- und Steißbein nach unten dehnen, den Kronenpunkt in die Gegenrichtung. Wichtig: Der Rücken ist lang und leicht, bitte nicht flach drücken! Fersen nach vorne schieben, Sitzbeinhöcker nach hinten ziehen, das hilft beim Aufrichten.

Phase 1
Hände entspannt auf den Oberschenkeln. Die Sitzbeinhöcker abwechselnd nach hinten ziehen, links, rechts, links, rechts. Wenn Sie den Ansatz der Kniesehne genau unter den Sitzbeinhöckern spüren, machen Sie es perfekt. Fühlen Sie nichts, so ist der Rücken noch nicht wirklich aufgespannt.

Phase 2
Durch den linken Sitzbeinhöcker ein- und durch die rechte Schulter ausatmen. Umgekehrt, rechter Sitzbeinhöcker ein-, linke Schulter ausatmen. Bei jeder Diagonalatmung den Oberkörper etwas mehr nach vorne absenken. Jede Seite 10-mal. Wieder aufspannen.

Phase 3
1 Hände verschränken, Arme über den Kopf, Handinnenflächen zur De-

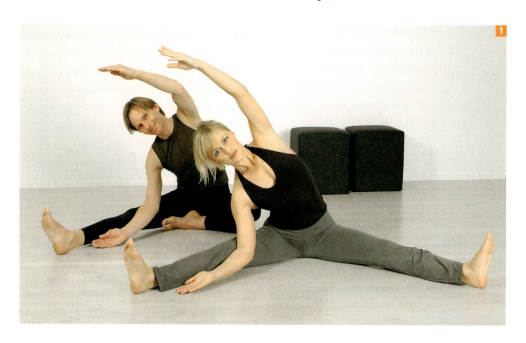

GRUPPE 2 – DAS WORKOUT

> **Was, wenn …**
> … **Ihnen die Dehnung wunderbar bekommt:** Jede Seite 3-mal ist für die Skelettmuskulatur effizienter, als die Dehnung 3 Minuten zu halten.
> … **Ihr Becken anfangs noch unbeweglich ist:** Setzen Sie sich auf ein Kissen.
> … **Kniesehnen verkürzt sind:** Knie leicht anheben.

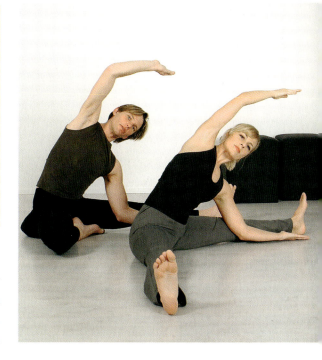

cke, mit gestreckten Armen die Schultern nach außen unten spannen. Aus der Brustwirbelsäule den Oberkörper zum rechten Bein drehen, in einem schönen, gedehnten Bogen den Oberkörper nach links absenken. Wichtig: Beide Sitzbeinhöcker bleiben in Bodenkontakt. Diagonal atmen, Sitzbeinhöcker zu gegenüberliegender Schulter, und so den Oberkörper in die perfekte Rotation bringen. Kopf in der Verlängerung der Wirbelachse oder zur linken Schulter drehen. 60 Sekunden halten, gleichzeitig mit dem Beckenboden pulsieren, damit die Muskeln nicht erkalten können.

Seite wechseln.

Set 3
Powerfokus: Rücken, Bauch, Ganzkörper

Dynamoliegestütz

Auf eine Unterlage knien, damit Ihre Knie geschützt sind. Oberschenkel so weit gegrätscht, wie es gerade noch angenehm ist. Die Hüftgelenke stehen exakt über den Knien. Die Hände leicht gewölbt (damit die Handgelenke entspannt bleiben) unter den Schultern aufstützen. Finger zeigen zueinander.

Sitzbeinhöcker leicht zueinander ziehen. Scham- und Steißbein nach hinten, den Kronenpunkt in die Gegenrichtung dehnen, bis der Rücken vollkommen aufgespannt ist.

Die leicht gebeugten Ellbogen auseinander dehnen, bis die Schulterblätter flach am Rücken liegen. Bauchnabel zum Brustbein ziehen (nur die Muskeln, nicht das Becken!).

Phase 1
1 Diagonal atmen: Durch den rechten Sitzbeinhöcker ein-, durch die linke Schulter ausatmen. Umkehrt, durch den linken Sitzbeinhöcker einatmen, zur rechten Schulter ausatmen. Je 5-mal.

Phase 2
Die Sitzbeinhöcker abwechselnd nach hinten denken, so weit es geht, ohne das Becken zu verschieben. Die Bewegung ist klein, es geht um die Vernetzung der tiefsten Muskeln im Becken, nicht um eine sichtbare, große Bewegung.
Je 10-mal.

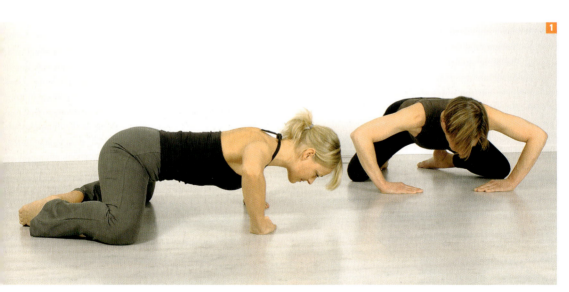

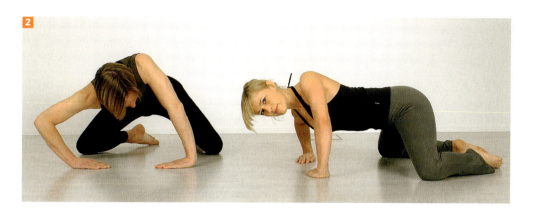

Phase 3
Becken stabilisieren, indem Sie die Sitzbeinhöcker kräftig zueinander ziehen. Oberkörper senken, die Ellbogen beugen sich dabei mehr. Am tiefsten Punkt verharren und den Oberkörper mit pulsierenden Beckenmuskeln ein paar Zentimeter auf und ab bewegen. Je tiefer der Torso, umso anspruchsvoller.
Mit 5-mal beginnen, auf 20 steigern.

Was, wenn …
… Sie zwischendurch ermüden: Gesäß zu den Fersen ziehen, entspannen, Position wieder aufbauen.
… die Arme schnell ermüden: Konzentrieren Sie sich auf die Rückenmuskulatur, nehmen Sie den Fokus von den Armen weg.

Phase 4 Einarmig
Diagonalkraft: Den rechten Ellbogen zur Seite dehnen, die rechte Schulter senkt sich, mit dem linken Sitzbeinhöcker stabilisieren, indem Sie ihn kräftig anziehen. Der Kopf dreht sich zur linken Schulter. Rechts wieder hochkommen, links absenken, mit dem rechten Sitzbeinhöcker stabilisieren. Kopf nach rechts. Ganz wichtig: Die Wirbelsäule bleibt gerade wie ein Achsengelenk. Die diagonal verlaufende Tiefenmuskulatur macht die harte Arbeit. Je 3-mal, auf 10-mal steigern.

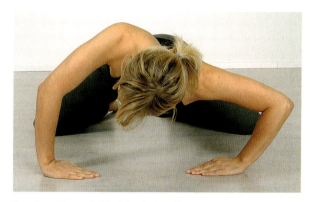

Detail zu Phase 4: Die Mittelachse Kronenpunkt zu Steißbein bleibt pfeilgerade. Die Ellbogen ziehen zu den Seiten. Die Schultern sind entspannt. Der Kopf dreht sich zum »Streckarm«.

Hängebrücke

Rückenlage auf der Matte, Beine angewinkelt, Füße und Knie hüftweit auseinander. Arme bequem angewinkelt, Hände auf dem Becken oder in U-Haltung. Falls die Schultern in der Luft schweben und der Kopf nach hinten fällt: Mit einen kleinen Ballon oder Kissen unterlegen, bis der Kopf in der Verlängerung des Nackens steht und die Schultern auf der Matte aufliegen.

Phase 1
1 Aufspannung: Sitzbeinhöcker in die Matte schieben, es entsteht eine Kuhle im Kreuz, Sitzbeinhöcker sofort näher zusammenziehen, Scham- und Steißbein nach unten, den Kronenpunkt nach oben verlängern. An beiden Enden ziehen, bis der Rücken schwebeleicht auf der Matte aufliegt. Rippen entspannen. Wichtig: Das Gesäß bleibt entspannt, der Rücken wird NICHT ins Polster gedrückt!
5-mal wiederholen.

Phase 2
Diagonalatmen: Vom rechten Sitzbeinhöcker zur linken Schulter atmen, vom linken Sitzbeinhöcker zur rechten Schulter. Je 5-mal. Die Schultern bei jedem Atemzug noch mehr entspannen und ins Polster sinken lassen. Legen Sie die Hände auf die Rippen, so können Sie spüren, wie tief drin im Brustkorb Muskelketten wirklich diagonal arbeiten.

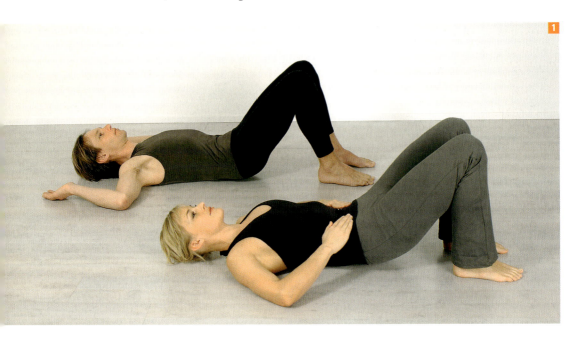

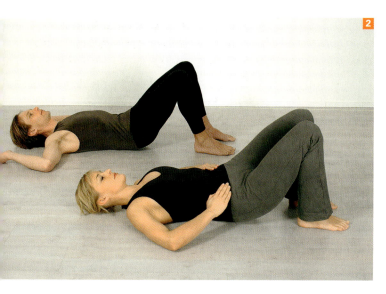

[2] len dirigieren, wie in Phase 3 beschrieben. Nun ziehen Sie abwechselnd den rechten Sitzbeinhöcker zur rechten Kniekehle, den linken zur linken, den rechten zur rechten, bis eine geschmeidige Rotationsbewegung entsteht. 1 bis 3 Minuten »rotieren«. Rücken zurückfließen lassen, entspannen.

Phase 3
[2] [3] Beckenboden entspannen. Die Sitzbeinhöcker OHNE Vorspannung Richtung Kniekehlen ziehen, den rechten zur rechten Kniekehle, den linken zur linken. Es hebt sich erst das Gesäß leicht an, dann das Steißbein, dann das Kreuzbein. Der Rücken bleibt entspannt, der Bauch sinkt ein und bildet eine hohle Wanne. Scham- und Steißbein ziehen ebenfalls Richtung Kniekehlen. Wenn Sie eine angenehme Dehnung im unteren Rücken spüren, mit den Sitzbeinhöckern pulsieren: Noch mehr hochziehen, noch mehr, noch mehr. 10-mal, auf 30-mal steigern. Behutsam zurück auf die Unterlage.

Phase 4 Hängebrücke mit Rotationen
Das Becken dehnend anheben, indem Sie die Sitzbeinhöcker zu den Kniekeh-

Was, wenn …
… der Rücken mitarbeitet: Sie haben ihn zu weit angehoben. Es ist nicht wichtig, dass Sie möglichst viele Wirbel vom Boden heben, wichtig ist, dass die Zwischenräume (Bandscheiben) gedehnt werden.

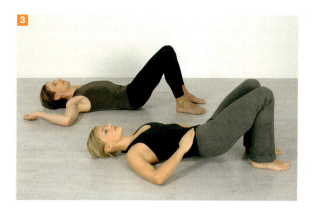

Langbeinschraube

Rückenlage. Dreimal diagonal atmen, um den Torso entspannt aufzuspannen.

Phase 1 Dehnung
Das linke Knie zur Brust heben. Achtung, das Becken bewegt sich dabei NICHT. Stellen Sie sich vor, Sie ziehen das Knie zuerst zur Decke, den linken Sitzbeinhöcker gleichzeitig nach unten in die Unterlage, so können Sie das Bein zur Brust ziehen, ohne mit dem Becken auszuweichen. Die rechte Ferse auf dem Boden aufsetzen und nach vorne schieben, bis das rechte Bein gestreckt ist. Die linke Ferse zur Decke schieben, bis das Bein gestreckt ist. Durch die Sitzbeinhöcker ein- und den Kronenpunkt ausatmen. Sie werden beim Ausatmen länger als beim Einatmen. Beim Ausatmen »fällt« das linke Bein von selbst näher zum Körper. 5-mal atmen.

Seite wechseln. Sobald die Muskeln kräftig genug sind, müssen Sie nicht in die Ausgangslage zurück, sondern können einfach das linke Bein gestreckt absenken, das rechte anheben.

> **Was wenn …**
> … sich die Beine anfangs nicht strecken lassen: Das Bein in der Luft leicht gebeugt halten und auf das Streckbein am Boden konzentrieren.
> … der Kopf nicht in der Verlängerung der Wirbelsäule bleibt: mit einem Luftballon oder einem Jonglierball unterlegen.

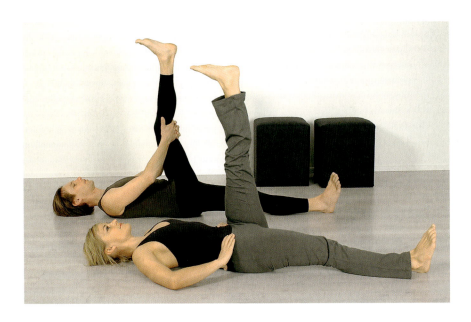

Turbobauch

Grundposition wie Langbeinschraube. 3-mal diagonal atmen, um den Rücken optimal aufzuspannen und die Muskeln zu vernetzen. Sitzbeinhöcker nach unten, in die Unterlage, dehnen, ein Knie um das andere behutsam zur Brust ziehen.

Das linke Bein zur Decke strecken, Fußposition flex und V, das rechte Bein ebenso strecken. Fersen zur Decke, Sitzhöcker Richtung Boden dehnen. Sitzbeinhöcker zusammen ziehen, um die Beckenmuskeln zu aktivieren.

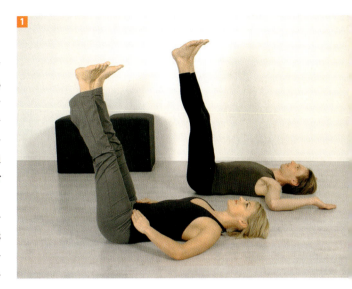

Phase 1
1 Mit dem Beckenboden pulsieren: Sitzhöcker rhythmisch immer wieder zusammenziehen und lösen. Mit 10-mal anfangen, auf 30-mal steigern. Wichtig: Den Gegenzug Scham- und Steißbein zum Kronenpunkt halten, damit das Becken aufgerichtet bleibt und nicht kippen kann!

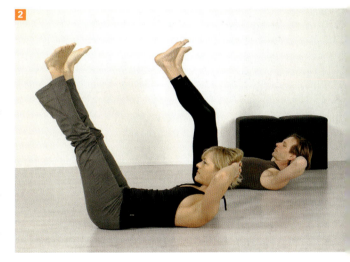

Phase 2
2 Hände hinter dem Kopf verschränken. Kopf schwer in die Hände legen. Tief einatmen. Beim Ausatmen mit den Händen den Kopf vom Boden heben und einrunden, bis das Kinn parallel zum Brustbein steht und der Nacken entspannt ist. Das Brustbein einsinken lassen, Rippen entspannen. Ellbogen auseinander ziehen, sie müssen ein offenes, weites Dreieck bilden.

Nun mit dem Kronenpunkt Richtung Beckenboden pulsieren. Die Bewegung ist winzig. Zugspannung Schambein–

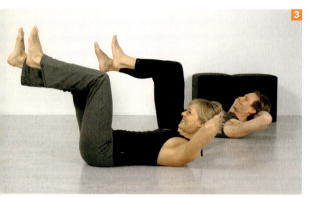
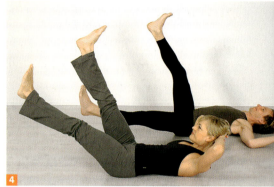

Kronenpunkt halten, damit wirklich alle tief liegenden Bauchmuskeln vernetzt arbeiten. 10-mal, auf 30-mal steigern. Kurz entspannen und tief atmen, bevor Sie Phase 3 anpacken.

Phase 3

③ Ausgangsposition wie in Phase 2: Kopf wieder sorgfältig eingerundet, Beine in die Luft gestreckt, Beckenboden aktiv. Brustbein einsinken lassen, Rippen und Oberbauch entspannen. Beine angewinkelt in der Luft (90°-Winkel). Den Bauchnabel zum Brustbein dehnen, um die Position zu stabilisieren. Sitzbeinhöcker zusammenziehen und aktiv den Beckenboden einsetzen, wenn Sie jetzt abwechselnd links, rechts die Beine vorschieben und zurückziehen. Auf 30-mal steigern. Knie zur Brust ziehen, kurz entspannen für Phase 4.

Phase 4

④ Ausgangsposition wie Phase 3. Beide Beine wieder zur Decke strecken. Fersen ziehen nach oben, Sitzbeinhöcker nach unten. Der Kopf ist eingerundet, Kinn parallel zum Brustbein.

Jetzt das linke Bein langsam und im Schutz des Beckenbodens absenken, so weit es geht, anheben, gleichzeitig das rechte Bein absenken. Langsam abwechselnd die Beine heben und senken. Mit 2-mal anfangen, auf 12-mal steigern.

Was, wenn …

… es Ihnen anfangs schwerfällt, die Beine gestreckt zu halten: leicht anwinkeln. Die Bauchdecke ist entspannt, der Bauch muss ganz flach aussehen.

… sich Rücken oder Becken bewegen: Hände unter das Gesäß, um den Torso zu stabilisieren. Sehr behutsam und präzise arbeiten. Oder warten, bis ausreichend Kraft für die Phase 3 vorhanden ist.

Dreieck

Rückenlage. Rücken auf- und entspannen. Arme seitlich angewinkelt. Die Muskulatur der Oberarme ausdrehen, wie Sie es aus der Übung »Armtwist« kennen.

1 Den linken Sitzbeinhöcker nach unten dehnen, das linke Knie in großem Bogen zur Brust ziehen. Das Becken bleibt absolut ruhig und weicht NICHT aus. Den Fuß über das rechte Knie legen. Wichtig: Der Fuß ist flex, das Fersenbein aufgerichtet. Nun mit den Händen den linken Oberschenkel ausdrehen, bis das Bein ein offenes Dreieck bildet.

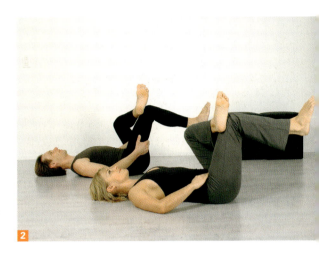

Phase 1
2 Das rechte Bein anheben, auch hier zieht der Sitzhöcker in die Unterlage, das Knie in die Gegenrichtung. Das

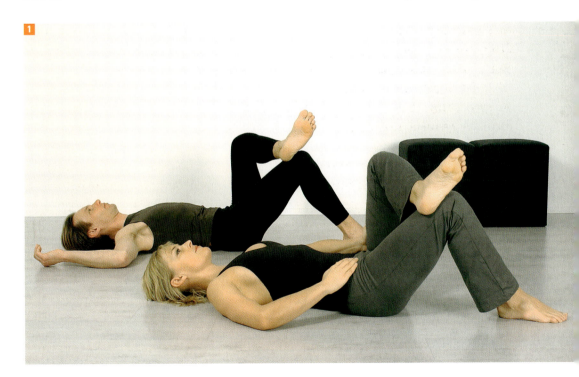

rechte Bein mit oder ohne Hände zum Körper ziehen, bis Sie eine intensive Dehnung über das ganze linke Gesäß spüren. Einatmen durch die Sitzbeinhöcker, ausatmen durch den Kronenpunkt und die Beine noch näher zum Oberkörper nehmen. 7-mal.

Phase 2
Beinposition aus Phase 1 halten, das rechte Bein im rechten Winkel in der Luft halten. Den Beckenboden kraftvoll aktivieren und halten, während sich das rechte Bein langsam zum Boden senkt. Kurz bevor der Fuß auf den Boden kommt anhalten, und 10-mal langsam, nur mit der Beckenbodenkraft, auf und ab pulsieren. Fuß aufsetzen. Seite wechseln für Phase 1 und 2.

Phase 3 Beckendehnung
Rückenlage. Den Torso aufspannen, 3-mal diagonal atmen. Fußsohlen aneinander legen. Fersen und Großzehengrundgelenk zusammenschieben und gleichzeitig den Beckenboden aktivieren. Scham- und Steißbein nach unten, den Kronenpunkt nach oben verlängern. Einen Atemzug halten, entspannen. 10-mal wiederholen.

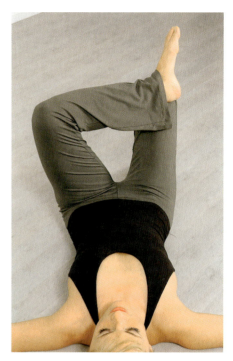

Grundposition: Das Becken steht absolut gerade, die Beckenschaufeln und die Sitzbeinhöcker liegen auf einer Linie. Die Wirbelsäule bildet eine gerade, gedehnte Mittelachse.

Was, wenn …
… das Becken ausweichen will: mit den Händen die Hüften stabilisieren.

Gruppe 3 – Alltag kreativ

> **Thema:** Diese Übungen möchten Sie inspirieren, die Tiefenmuskulatur in den Alltag einzubauen. Je häufiger und öfter Sie das absichtlich tun, umso schneller gewöhnen sich die vergessenen Muskeln daran, dass ihre Dienste wieder hoch willkommen sind, umso schneller stellt sich ein tiefenmuskulärer Automatismus ein.

Im Sitzen

1 Ganz vorne an den Stuhlrand setzen. Füße, Knie hüftweit aufgestellt. Großzehengrundgelenk und Ferse verankern. Scham- und Steißbein nach unten fließen lassen, den Kronenpunkt zur Decke dehnen, bis der Rücken vollkommen und federleicht aufgerichtet ist.

Phase 1
Beide Fersen senkrecht in den Boden schieben und so den Beckenboden aktivieren.

Phase 2
Abwechselnd die linke, die rechte, die linke, die rechte Ferse in den Boden drücken und spüren, wie die gleichseitigen Beckenhälften reagieren.

Phase 3
Sitzbeinhöcker abwechselnd links, rechts senkrecht in den Stuhl schieben.

Phase 4 Sitzrotation
Sitzbeinhöcker abwechselnd links, rechts nach hinten unten kreisen. Achtung, das Becken bleibt stabil!

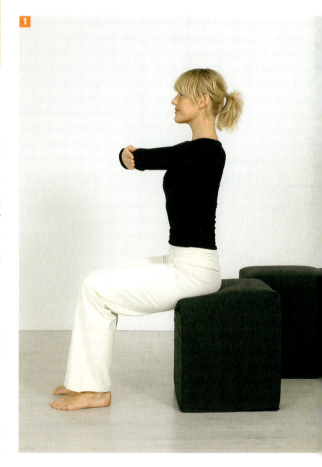

Hochsitz

Phase 1 Hochturm mit Fersenstoßen
[1] Ganz vorn am Rand des Stuhles sitzen. Füße, Knie hüftweit auseinander. Rücken aufspannen. Hände verschränken, Arme über den Kopf. Mit gestreckten Armen Schulterkreisen: linke Schulter nach hinten unten, rechte Schulter nach hinten unten usw.

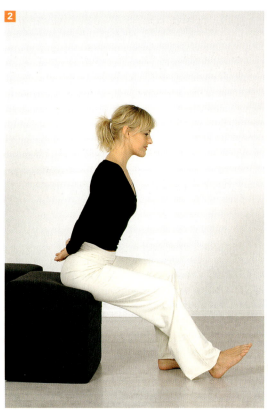

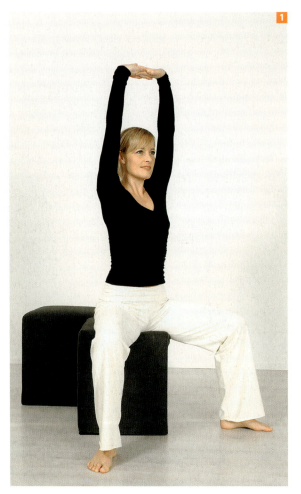

Phase 2
Mit gestreckten Armen den Oberkörper aus der Brustwirbelsäule behutsam und langsam nach links und rechts drehen. Kopf schaut gerade aus. Das Becken dreht NICHT mit.

Phase 3
[2] Das rechte Bein nicht ganz ausstrecken und Ferse aufsetzen. Ferse senkrecht in den Boden schieben, lösen, schieben, wahrnehmen, wie sich die gesamte Bein- und Beckenmuskulatur automatisch vernetzt. Seite wechseln.

Berg und Tal

Gegrätscht vorn am Stuhlrand sitzen, Füße, Knie übereinander. Rücken aufspannen, ein paar Mal diagonal atmen.

Phase 1 Sitzwirbeltwist
1 2 Arme auf Schulterhöhe seitlich anwinkeln und Ellbogen auseinander dehnen. Oberkörper pfeilgerade aufspannen. Sitzbeinhöcker nach hinten dehnen, die Fersen in den Boden schieben, aus der Brustwirbelsäule den Oberkörper nach links ausdrehen, der Kopf geht in die Gegenrichtung nach rechts, und umgekehrt.

Phase 2 Aufstehen, hinsetzen
3 4 Die Arme sind vor dem Körper gekreuzt. Den Rücken aufspannen. Die

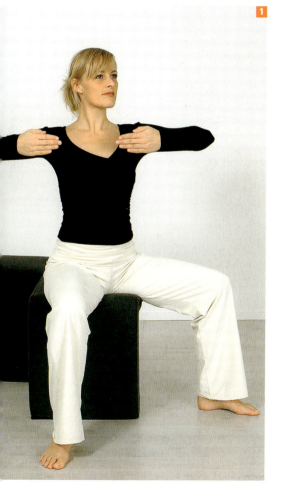
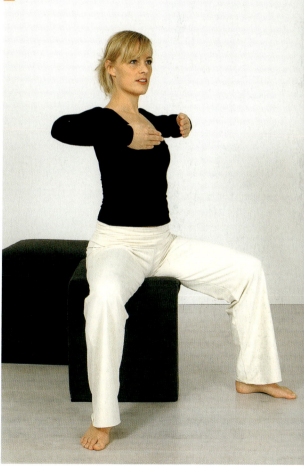

128 DAS 100-PROZENT-MUSKELPROGRAMM

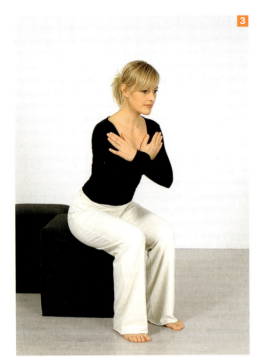

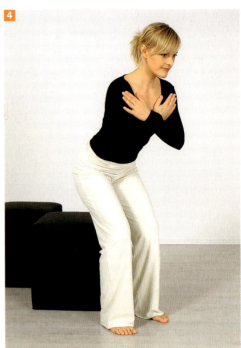

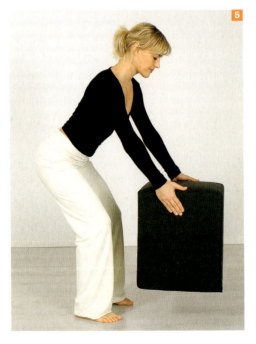

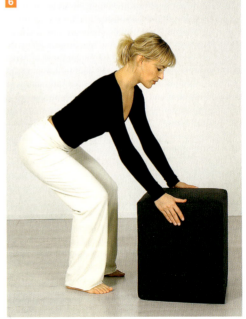

Sitzbeinhöcker erst nach hinten, dann zusammenziehen und den Körper mit der Kraft des Beckenbodens und der hinteren Oberschenkelmuskeln anheben, strecken, die Sitzbeinhöcker wieder nach hinten, den Beckenboden aktivieren, hinsetzen, aber ohne Plumps.
Wichtig: Die Füße bleiben gut am Boden verankert, auch die Zehen!

Phase 3
5 **6** Wie Phase 2 aufstehen mit der Kraft aus dem Becken. Auf halber Höhe stehen bleiben, Scham- und Steißbein ziehen nach unten, die Sitzbeinhöcker nach hinten, der Kronenpunkt zieht nach oben, tiefer in die Knie, um mit den Armen einen imaginären, schweren Korb anzuheben, Korb wieder hinstellen, anheben, hinstellen.

Powertipps

- Ein gesunder, wacher Körper mag alles – außer Langeweile. Wechseln Sie so oft wie möglich die Schuhe und die Stühle. Es gibt Ballonkissen oder regulierbare Medizinbälle, auf denen Ihr Körper in Schwingung kommt und die Beckenmuskulatur gefordert wird. Blinzeln und zwinkern Sie möglichst oft mit der Tiefenmuskulatur, Sie werden verblüfft feststellen, dass Ihr Gehirn ebenfalls wacher bleibt, Ihre Konzentration viel weniger Durchhänger hat.

- Nehmen Sie jede Möglichkeit wahr, um aufzustehen und herumzugehen. In Bewegung denkt es sich viel besser als statisch. So fördern Sie nebenbei auch noch die Kommunikation mit den Arbeitskolleginnen und -kollegen.

- Abends vor dem Fernseher: Sitzen Sie kreativ. Im Schneidersitz auf dem Sofa. Vorne am Rand, damit Sie mit dem Becken rotieren können. Auf einem Meditationskissen können Sie nebenbei diagonal atmen und so die Tiefenmuskulatur am Rücken trainieren.

- Möchten Sie auf dem Sofa fläzen, so legen Sie die Beine hoch und pulsieren Sie mit der Beckenboden- und Beinmuskulatur. Die Mikrobewegungen der Tiefenmuskulatur sind so ganz nebenbei eine großartige Venenpumpe.

- Wenn Sie nicht sofort einschlafen können: Mit der Tiefenmuskulatur spielen bringt mehr als Schafe zählen.

Im Stehen

Füße und Knie hüftweit auseinander. Die Kniescheiben sind gerade nach vorne gerichtet, wie Scheinwerfer. Fersen stehen etwas näher zusammen als die Großzehen, V-Form. Scham- und Steißbein dehnen sich nach unten, der Kronenpunkt zieht nach oben. Arme hängen locker und ziehen die Schultern nach unten. Die Sitzbeinhöcker näher zusammenziehen und darauf achten, dass Ihr Gewicht gleichmäßig auf die beiden Beckenbodenhälften verteilt ist. 3-mal diagonal atmen.

Phase 1
1 Mit den Sitzbeinhöckern »blinzeln«: anziehen, loslassen, anziehen, loslassen.

Phase 2
Mit den Beckenbodenhälften »zwin-

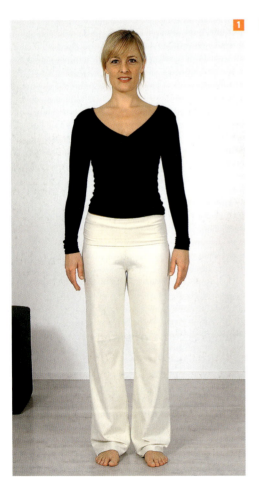 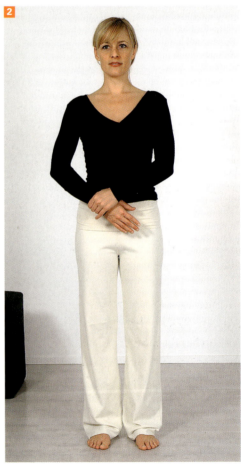

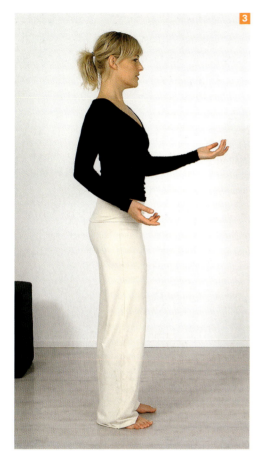 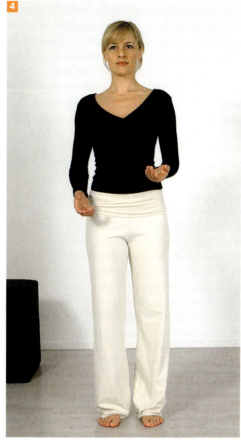

kern«: im Wechsel links und rechts anspannen und lösen.

Phase 3 Sitzhöckerspiel
Mit den Beckenhälften »rotieren«: den linken Sitzbeinhöcker nach hinten unten ziehen, den rechten, den linken, den rechten usw. Achtung: Nicht mit dem Becken schwingen!

Phase 4 Armtwist
2 Arme vor dem Körper. Ein Handgelenk umfassen und die Muskeln des Oberarmes ausdrehen. 10-mal. Seite wechseln.

Phase 5 Ellbogenrotationen
3 4 Arme seitlich anwinkeln. Stellen Sie sich vor, im Ellbogen stecke Gold und ziehe den Arm nach unten. Jetzt abwechselnd links, rechts mit den Ellbogen klitzekleine Kreise nach hinten unten zeichnen, bis der ganze Oberkörper schwingt.

Im Gehen

Phase 1
Kopf hoch: Stellen Sie sich vor, Ihr Kronenpunkt pendle an einem goldenen Faden. Ziehen Sie gleichzeitig die angewinkelten Ellbogen nach unten. Das macht Schultern und Hals frei.

Phase 2
Schultern setzen: Ist die Wirbelsäule aufgespannt, können Sie die Schultern nach außen unten setzen und entspannen.

Phase 3
Sitzbeinhöcker: Bewegen Sie die Sitzbeinhöcker bei jedem Schritt wie in den Rotationsübungen nach hinten unten, abwechselnd links, rechts. Diese Rückwärtsbewegung des Beckens aktiviert die Beckenmuskulatur und setzt das Hüftgelenk frei, der Oberschenkel hebt sich fast von selbst.

Phase 4
Vom Boden weg: ohne Fliehkraft, keine Schwerkraft. Stellen Sie sich vor, Sie bewegen die Gelenke für jeden Schritt vom Boden weg, statt in den Boden hinein, lassen Sie abwechselnd die Sprunggelenke des Fußes vom Boden weg kreisen, die Knie, die Hüftgelenke. Dieser »Schongang« halbiert Ihr Gewicht in der Bewegung, eine Leichtigkeit für Knochen und Gelenke.

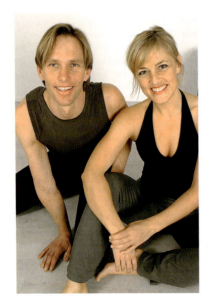

Andrea Tresch
ist Master Teacher der CANTIENICA®–Methode für Körperform & Haltung. Sie arbeitet in Zürich.
Klaus Adler
ist Bewegungs- und Gesundheitspfleger, arbeitet seit kurzem auch mit dem CANTIENICA®-Beckenbodentraining. Er lebt in Gnadenwald bei Innsbruck.

FAHRPLAN FÜR EINSTEIGER

Gehörten Sie bis jetzt zu den Bewegungsmuffeln? Kopf ganz sturm von der Lektüre und keine Ahnung, wo und wie Sie anfangen sollen?

1. Woche
- Bringen Sie Ihre Haltung und Ihre Muskeln 100 Prozent in Ordnung.
- Sie können jeden Tag eine Übungsgruppe anpacken.
- Achten Sie im Alltag auf die vielen Möglichkeiten für die Extraportion Bewegung: Aufzug links liegen lassen, zu Fuß einkaufen gehen, im Büro öfter aufstehen, Mittagspause für Fitness nutzen, gesunden Snack essen …

2. Woche
- Sie sind mit dem 100-Prozent-Muskelprogramm vertraut und absolvieren es problemlos in 30 Minuten. Zweimal pro Woche.
- Zweimal pro Woche nehmen Sie sich Zeit für einen ausgedehnten Marsch von mindestens 30 Minuten, besser 60 Minuten Dauer. Alternativen zum Walken: Schwimmen, Fahrradfahren, Leichtlaufen.

3. Woche
- Zweimal 30 Minuten das 100-Prozent-Muskelprogramm.
- Zweimal 60 Minuten Ausdauertraining: Walken, Nordic Walken, Schwimmen, Langlauf, Fahrradfahren, Ergometer oder Stationery Bike im Fitness-Studio.
- Einmal 20 Minuten Intervalltraining: So schnell den Berg hoch sprinten, dass Ihr Herz schnell und laut klopft, Puls wieder langsam werden lassen, den Atem beruhigen, den nächsten Sprint einlegen. Vier solche Spitzenleistungen für Herz und Kreislauf haben in 20 Minuten gut Platz.

4. Woche
- Spielen Sie mit dem 100-Prozent-Muskelprogramm, mischen Sie die Abfolge neu, damit sich Ihr Körper nicht langweilt (neue Übungen: www.cantienica.com).
- Zwei- bis dreimal pro Woche 30 Minuten für Haltung und Tiefenmuskulatur.
- Zwei- bis dreimal pro Woche morgens direkt aus dem Bett in die Laufschuhe oder auf das Fahrrad. Die Sprints in diese Trainingseinheiten einbauen: Jagen Sie Ihren Puls zu Anfang ein paar Mal hoch. Das kurbelt Herz und Kreislauf an. Danach Ausdauertraining bei gleich bleibendem Puls.
- Absolvieren Sie das Intervalltraining lieber separat: mindestens einmal, besser zweimal 20 Minuten pro Woche.

5. Woche
- Sie können ohne Bewegung nicht mehr sein? Sie fühlen sich toll und sehen auch so aus. Willkommen im 100-Jahre-fit-Club.

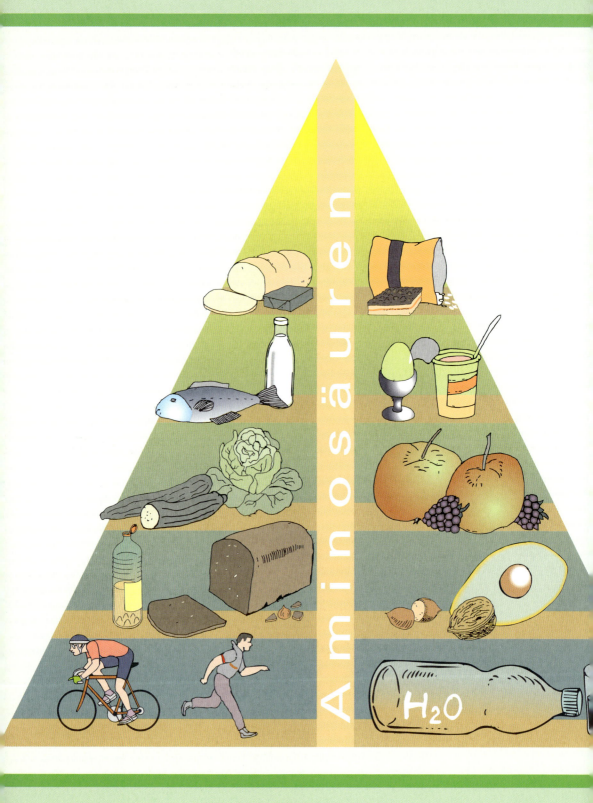

POWERSTRATEGIE NUMMER 3

Essen Sie gut

Die neue **ERNÄHRUNGSPYRAMIDE**
hilft Ihnen, Ihre Gesundheit zu managen: Stoffwechsel ankurbeln, Hormonhaushalt sanieren, Stress abbauen, Energievorrat anlegen.
Nie mehr Heißhunger und immer gute Laune.
Der Glykämische Index macht's möglich.
Das Kalorienzählen können Sie vergessen.

30 Jahre lang galten Fette als böse Jungs, die Kohlenhydrate waren »die Guten«. Die Ernährungspyramide der Deutschen Gesellschaft für Ernährung empfahl Getreide, Brot, Reis, Kartoffeln als Basis jeder Diät. Gemüse und Früchte standen auf Platz zwei der Hierarchie, die Formel »5 Portionen pro Tag« verstand zwar niemand, wurde aber hartnäckig weitergereicht. Dann kamen auf der nächsten Treppenstufe Fleisch, rot und weiß, Fisch, Eier, Milchprodukte; vegetarische Proteine wie Nüsse, Hülsenfrüchte, Linsen kamen gar nicht vor. Zuoberst, an der dünnen Spitze der Pyramide, standen nebeneinander die Todfeinde des Menschen: Zucker, Weißmehl, Fett, Alkohol. Die Kalorien zählten, und alle zählten Kalorien.

Von Atkins-, Mittelmeer- und anderen Diäten

Wer, wie ich, eigenmächtig beschloss, soviel Kohlenhydrate seien dem eigenen System nicht bekömmlich, wurde belächelt – außer von den Anhängern der Trennkost, die um 1930 von Howard Hay entwickelt worden war und seither in vielen regionalen Abwandlungen für Millionen Menschen funktioniert.

Dann kam Robert Atkins mit seiner Eskimo-Diät: Fleisch, Fisch, Fett – und keine einzige der Zivilisationskrankheiten, die uns plagen, Bluthochdruck, Herz-Kreislauf-Erkrankungen, Herzinfarkt, Arterienverkalkung, Diabetes – alles unbekannt bei den Polarbewohnern. Millionen nahmen die Botschaft auf wie ein neues Evangelium.

Zwischenruf: Wir sprechen hier von Diät im ursprünglichen Wortsinn als Ernährungsform, Lebensführung, nicht als Ausnahmezustand zur Gewichtsreduktion!

Als Gegenbewegung betritt nun die Vegetarierfraktion die Bühne: Gemüse, Rohkost, Früchte, der Speiseplan aus dem Garten Eden, dazu Vollkorn, fertig ist die Kost für ewige Jugend. Das Gerücht, Ballaststoffe könnten Krebsarten verhindern, vorab Darmkrebs, kam auf und galt einfach als erwiesen.

Gegen chronische Allergien entwickelte die Amerikanerin Anne Catalin um 1990 die Rotationsdiät, die heute von vielen Heilpraktikern und Ärzten empfohlen wird, oft nach umfangreichen Bluttests zur Bestimmung von Nahrungsmittelallergien. Resultat ist ein großartiges, maßgeschneidertes Ernährungsregime, das hundertprozentig wirkt – wenn man es einhält. Die verträglichen Speisen werden nach rigiden

Rezepten gekocht und müssen streng nach Plan »rotieren«, also abwechseln, heute genau diese Speisenfolge, morgen eine ganz andere, übermorgen wieder eine ganz andere. Der Haken: Für aktive, berufstätige Menschen, die oft unterwegs sind, auswärts essen müssen, mehrmals pro Woche mit Familie und Freunden im Restaurant essen möchten, ist die Rotationsdiät nicht durchzuhalten.

1997 machte ein Buch des französischen Arztes Michel Montignac Furore, er assortierte die Trennkost mit Rotwein und schwarzer Schokolade. Gleichzeitig flüsterten sich Ernährungsaficionados die Heilsbotschaft ins Ohr: Der Glykämische Index ist das Nonplusultra, macht schlank, hält gesund und fit und jung.

Auf Nebenschauplätzen erscheint die Mittelmeerdiät: essen wie die Griechen und die Südfranzosen, viel Salat, Fisch, Olivenöl und Rotwein. Die Osaka-Diät pries rohen Fisch mit Reis als Garant für ewige Jugend. Die Steinzeitdiät wollte uns wieder zu Jägern und Fischern machen. Essen nach Blutgruppe, nach Temperament mit »Grazing«, Psychodiäten, Heilfasten, Ernährung nach ayurvedischen Prinzipien, die Mond-Diät, die 5-Elemente-Diät ... und alle versprechen sie: schlank ohne Anstrengung, gesund, fit, leistungsfähig, sexy.

Die bereits zitierte Nurse Health Studie brachte die erschütternde Gewissheit, dass Ballaststoffe nicht vor Krebs schützen. Atkins revidierte seine Fleischkur noch zu Lebzeiten in eine Lightversion mit Gemüse und Früchten. Die Japaner sind wirklich gesünder, solange sie ihre traditionelle Ernährung beibehalten, die Chinesen werden dick und quallig, wenn sie ihre wunderbare Esstradition durch Big Mac und Pizza-Kurier ersetzen. Die Südfranzosen und Inselgriechen haben wohl ein Langlebe-Gen trotz Rotwein.

Der Glykämische Index, kurz GI, oder, neuer, die Glykämische Last, GL, setzt den Siegeszug fort: Wer auf sich hält, zählt nicht mehr Kalorien, sondern eben die Glykämische Last. Der Ess-Trend des 3. Jahrtausends ist geboren – Glyx-Diät, Montignac legt neu auf, Logi-Diät, Southbeach Diät ... jeden Monat taucht eine neue Version auf.

Die Idee ist verblüffend einfach und logisch: den Insulinspiegel möglichst niedrig halten (siehe auch Kapitel Stoffwechsel). Insulin ist ein Hormon, wird von der Bauchspeicheldrüse während jeder Mahlzeit freigesetzt, sobald die Konzentration des Zuckers im Blut ansteigt. Der GI ist quasi der Messwert für diesen Prozess. Kohlenhydrate wie Zucker, Weißmehl, Alkohol lassen die Zuckerkonzentration steil und schnell ansteigen und rufen die »Zuckerpolizei« Insulin auf den Plan, sie haben eine »hohe Glykämische Last«. Das Hormon muss für möglichst schnelle Entlastung sorgen und treibt Muskeln, Leber und Fettgewebe, den Zucker aufzunehmen und in Fett umzuwandeln. Resultat: Fettpolster. Heißhunger auf mehr Zucker. Schließlich Übergewicht und bei entsprechender Veranlagung früher oder später die gefürchtete »Zuckerkrankheit« – Diabetes.

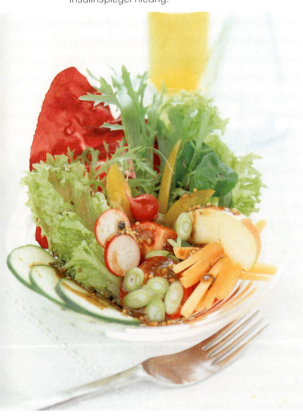

Mit diesen Gemüse-Snacks halten Sie Ihren Insulinspiegel niedrig.

Erarbeitet wurde die Formel ab den späten 80er Jahren des letzten Jahrhunderts und in mühsamer Kleinarbeit von David Jenkins, einem kanadischen Endokrinologen und Stoffwechselspezialisten. Freiwillige Testpersonen mussten vom Nachmittag bis zum nächsten Morgen fasten, dann bekamen sie ein Nahrungsmittel im Gegenwert von 50 g Kohlenhydraten. Während der nächsten zwei Stunden wurde ihnen in regelmäßigen Abständen Blut abgenommen, um zu untersuchen, wie der Zucker im Blut auf- oder abstieg. Der Durchschnittswert von zehn Probanden wurde dann als glykämischer Indexwert genommen. So getestet sind bis heute rund 750 Nahrungsmittel. Ausgenommen sind tierische Eiweißprodukte, Fleisch, Fisch, Eier, Käse, da sie kaum Kohlenhydrate enthalten. Auf den Geschmack gekommen, griffen andere Ernährungsspezialisten das Thema auf, David Ludwig, Forscher in Harvard, verfeinerte die glykämische Umrechnung, indem er den glykämischen Einheitswert von 50 g Kohlenhydraten umrechnete in die Menge, die ein Durchschnittsmensch von dem Nahrungsmittel isst. Beispiel: Nach dem Glykämischen Index hat die liebe alte Karotte einen hohen Wert, ist also nicht zu empfehlen, auf die Glykämische Last umgerechnet, gehört sie wieder zu dem guten Gemüse, denn kaum jemand isst auf einmal Karotten im Gegenwert von

50 g »reinen« Kohlenhydraten. Ebenso die Ananas, der Gegenwert von 50 g Kohlenhydraten entspricht ungefähr einer ganzen, großen Frucht. Eine normale Portion hat eine Glyämische Last von 7. Die Rote Beete kommt auf einen GI von 64, umgerechnet auf die Portionsmenge eine Glykämische Last von 7. Die praktischen Vergleichslisten für die GL weisen noch große Lücken auf. Was ausgetestet ist, finden Sie ab Seite 150.

Die neue Ernährungspyramide

Walter Willet, Arzt an der Harvard Medical School of Public Health, nahm das Thema auf und widmete ihm mehrere kluge Bücher, das letzte heißt »Eat, Drink and Be Healthy«, auf Deutsch »Iss, trink und bleib gesund«, ein Millionenseller: Willet serviert eine neue Ernährungspyramide, basierend auf dem – dreimal dürfen Sie raten – richtig, glykämischen Gehalt von Speisen. Es ist eine kluge Pyramide, denn ihren Sockel bildet – das müssen Sie jetzt wissen, nicht raten – die Bewegung, im Team mit Wasser, zwei Liter pro Tag müssen es sein, wenn Ihr Organismus auf Dauer gesund bleiben soll: »Wer austrocknet, stirbt«, schreibt Willet. Der leistungsfähige Stoffwechsel braucht Wasser,

Nieren und Blase können ohne Flüssigkeit nicht entgiften, die Haut lechzt nach Feuchtigkeit von innen, die Schleimhäute noch viel mehr, das Blut braucht Wasser, die Hormonproduktion ebenfalls. Muskeln brauchen viel Wasser. Je aktiver Sie sind, um so mehr müssen Sie nachfüllen, was der Körper ausschwemmt, verbraucht. »Durst ist ein schlechter Indikator«, schreibt Willet, »viele Menschen spüren den Durst erst, wenn der Körper schon unter der Trockenheit leidet.« Willets einfacher Rat: Ein Glas Flüssigkeit zu jeder Mahlzeit, ein Glas zwischen den Mahlzeiten. Für die innere Dusche und um den Organismus anzuwerfen, empfehlen wir gleich nach dem Aufstehen ein Glas warmes Wasser. Wer sehr aktiv ist und selten Wasser lassen muss, darf ein paar Deziliter zulegen. Willets ausgedehnte Recherchen bringen überraschende Erkenntnisse: Wasser, Fruchtsäfte, Kaffee – jawohl, Kaffee –, Tee und Alkohol »in bescheidenen Mengen« funktionieren als Bewässerung für den Körper. Zu den Säften liefert Willet den Rat, die Kalorien im Auge zu behalten, wer Früchte, Obst, Gemüse flüssig trinkt, nimmt auch die Kalorien auf, ein großes Glas Orangensaft hat etwa 170 Kalorien. Alkohol »mit Maß« – das Maß hat mit Größe und Gewicht zu tun, die körperliche Aktivität spielt eine Rolle, als Faustregel gilt für Frauen ein Glas Wein pro Tag oder einen »Starkdrink«, für

Männer das Doppelte bis Dreifache. Willets Rat: »Wenn Sie schon Alkohol trinken, halten Sie die Mengen bescheiden. Wenn nicht, fangen Sie gar nicht erst damit an.« Denn die Studien über die gesundheitsfördernde Wirkung von Alkohol sind sehr widersprüchlich. Andersrum gefragt: Was hat eine Frau davon, wenn zwei Gläser Rotwein das Risiko eines Herzinfarkts halbieren, dafür die Gefahr von Brustkrebs verdoppeln?

Nach dem Bewegen und Trinken kommen in der neuen Harvard-Pyramide Vollkornprodukte und – man staune – »gutes Fett« gleichberechtigt als Basis der gesund erhaltenden Kost, alle ungesättigten Fette, vorab Pflanzenöle, Nüsse, Avocados. Auf der nächsten Stufe thronen die Gemüse, Menge unbeschränkt, und Früchte. Fisch, weißes Fleisch und Eier stehen auf der Stufe darüber, die schmale Spitze teilen sich die Köstlichkeiten mit gesättigten Fettsäuren, also rotes Fleisch, Butter, mit leeren Kohlenhydraten wie Weißbrot, geschälter Reis, Kartoffeln, Teigwaren, Süßigkeiten – und zwar Süßigkeiten aller Art, ob Waldhonig von der Biobiene oder künstlich gesüßt. Bescheidene Mengen Alkohol sind, wie gesagt, erlaubt, Multivitamine empfohlen. Wir behaupten: Aminosäuren sind tausendmal besser als Multivitamine, weil sie der Körper umbauen kann in alles, was er braucht, auch Vitamine. Margarine kommt gar nicht vor, Willet und Kollegen haben sie endlich als das entlarvt, was sie ist: eine Art Möbelpolitur aufs Brot.

Index contra Last

Der Expertenstreit um den Glykämischen Index und die Glykämische Last tobt derzeit in einer Intensität – googeln Sie mal, wenn Sie Zeit haben –, dass sich der Schluss aufdrängt: Neid und Eifersucht, weil man nicht selber auf die geniale Idee kam. Wer nach dem glykämischen Maß isst, kann sich aus der Liste nach Lust und Laune das aussuchen, was er mag. Und das gefällt uns an dieser Ernährungsform: Sie lässt viel Raum für Individualität. Es gibt keine sturen Regeln, wer mag, kann morgens Blaubeeren und Lachs frühstücken oder ein Vollkornmüsli schroten, Omelett mit Käse oder Vollkornbrot mit Olivenöl und rohem Gemüse essen.

Es kann keine Ernährungsform geben, die ALLEN Menschen bekommt. Der eine Organismus läuft wunderbar auf Ballaststoffen, der andere besser auf Proteinen. Der eine verbrennt tüchtig, der andere hat aus der Steinzeit noch das Spar- und Hamsterprogramm auf den Rippen, ach nein, in den Genen. Vielleicht gibt es eines Tages einen Chip, den wir mitessen können, und der unsere Ernährung Bissen um Bissen überwacht und auswertet. Bis dahin müssen wir die Verantwortung auch für das Essen selber übernehmen, umso mehr, wenn wir »Well-Eating« für 100 Jahre Gesundheit und Fitness anstreben.

Wir finden die Glykämische Last eine tolle Ausgangslage für kluge Ernährung. Sie ist unkompliziert, lässt jedem und jeder viel Spielraum für Geschmack und Vorlieben. Sie ist nicht sektiererisch, sondern einfach und wissenschaftlich untermauert. Und sie macht die Selbstbeobachtung einfach: Wenn Sie Ihren Speiseplan bei der Umstellung für den Tag relativ monoton, auf die Woche gesehen indes abwechslungsreich gestalten, können Sie wahrnehmen und beobachten, was Ihnen gut tut, was nicht, was Ihnen Heißhunger verursacht, was nicht. Was die reibungslose Verdauung unterstützt und was sie stört.

Ein paar Anregungen: Essen Sie Früchte nicht nach einer Mahlzeit, sondern vorher, Magen und Darm haben länger an ihnen zu kauen als an Proteinen. Geben Sie Ihrem Körper die Zeit, eine Mahlzeit zu verdauen, bevor Sie wieder essen, mindestens drei Stunden. Haben Sie Heißhunger auf Brot oder Schokolade: Nach dem Sport verdaut der Körper auch komplexe Kohlenhydrate fixer. Und hauen Sie einmal tüchtig über die Stränge, so genießen Sie es ohne schlechtes Gewissen, legen Sie einfach am nächsten Tag eine halbe Stunde mehr Bewegung drauf. Denn darauf können Sie sich verlassen: Ein Körper, der bewegt wird, hält mehr aus als einer, der geschont wird. Stoffwechsel, Fettverbrennung, Entgiftung funktionieren beim »bewegten Menschen« viel besser als beim Couchpotatoe.

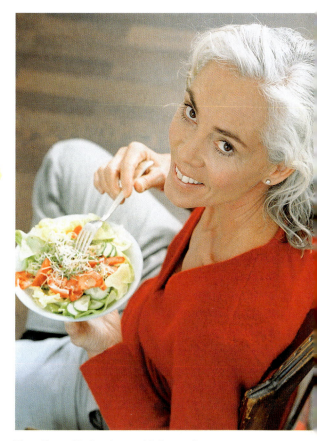

Tipp: Essen Sie Früchte und Salat vor Ihrer Mahlzeit.

Aminosäurengehalt der Nahrungsmittel

Wir haben die wichtigsten Nahrungsmittel auf ihren Gehalt an Aminosäuren verglichen. Hier die Auswertung:

Backwaren

Knäckebrot
Enthält einen gleichmäßigen Mix an Arginin, Isoleuzin, Leuzin, Phenylanalin, Valin, Serin, Prolin.

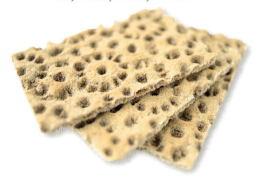

Pumpernickel
Bietet dem Körper Arginin, Leuzin, Prolin, Glutaminsäure.

Vollkornbrot
Enthält besonders Arginin, Leuzin, Valin, Glyzin, Prolin, Glutaminsäure.

Getreide, Teigwaren

Glasnudeln
Enthalten reichlich Arginin, Leuzin, Valin, Serin, Glutaminsäure.

Vollkornreis
Da stecken Leuzin, Valin, Asparaginsäure und Glutaminsäure drin.

Spagetti (al dente)
Wer sagt's denn – Spagetti enthalten Arginin, Isoleuzin, Leuzin, Lysin, Phenylalanin, Valin, Tyrosin, Asparaginsäure, Glutaminsäure.

Vollkornflocken
Hafer: Arginin, Leuzin, Lysin, Phenylanalin, Valin, Glyzin, Serin, Tyrosin, sehr viel Asparaginsäure, Glutaminsäure.
Hirse: Reich an Leuzin, Threonin, Valin, Alanin, Glutaminsäure.
Weizen: Gute Quelle für Arginin, Leuzin, Phenylalanin, Glyzin, Serin, Prolin, Glutaminsäure.

Vollkornmüsli
Arginin, Leuzin, Prolin, Asparaginsäure, Glutaminsäure.

Nüsse, Hülsenfrüchte

Bohnen, weiße
Kleine Bomben an Arginin, Isoleuzin, Leuzin, Lysin. Plus Asparaginsäure, Glutaminsäure.

Erbsen
Sehr reich an Arginin.

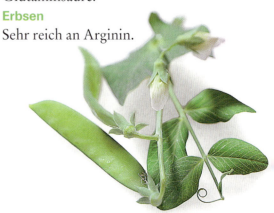

Erdnüsse
Wohl dem, der sie verträgt und mag: Turboladungen an Arginin, Isoleuzin, Leuzin, Lysin, Phenylalanin, Threonin, Tryptophan, Valin, Glyzin, Serin, Tyrosin, Prolin, Asparaginsäure, Glutaminsäure.

Erdnussbutter
Wie die Erdnuss eine Wundertüte voll Aminosäuren: Arginin, Isoleuzin, Leuzin, Lysin, Phenylalanin, Threonin, Valin, Glyzin, Serin, Tyrosin, Alanin, Prolin, Asparaginsäure, Glutaminsäure.

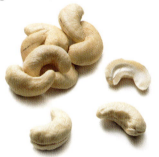

Cashewkerne
Enthalten vor allem Arginin, Isoleuzin, Leuzin, Lysin, Phenylalanin, Valin, Glyzin, Serin, sehr viel Alanin, reichlich Asparagin- und Glutaminsäure.

Kichererbsen
Solide Bilanz für alle 18 Aminosäuren, keine besonderen Spitzenwerte.

Kidneybohnen
Stürmen die Hitparade bei Arginin, Leuzin, Lysin, Phenylalanin, Valin, Serin und Glutaminsäure.

Kürbiskerne
Sind wie die Erdnüsse perfekte Aminosäurenlieferanten, alle in Fülle vorhanden, Spitzenwerte bei Arginin, Leuzin, Lysin, Valin, Glyzin und der Allerweltsaminosäure L-Glutamin.

Leinsamen
Gehören auch zu den pflanzlichen »Superaminos«, Höchstwerte bei Arginin, Isoleuzin, Leuzin, Phenylalanin, Serin, Alanin, Glutaminsäure.

Linsen
Stabile Grundlage für alle Aminosäuren.

Mandeln
Gehören zu den Großlieferanten für Arginin, Leuzin, Glutaminsäure.

Sprossen
Bambussprossen
Bohnensprossen
Getreidesprossen
Luzernesprossen (Alfalfa)
Weizenkeime
Alle Sprossen bringen eine gute Grundausstattung an Aminosäuren mit, ihre Spezialität sind Ballaststoffe, Vitamine.

Walnüsse
Machen der Erdnuss fast Konkurrenz, aber nur fast. Enthalten viel Arginin, Isoleuzin, Leuzin, Glyzin, Serin, Asparagin- und Glutaminsäure.

Obst, Früchte

Ihr Job sind die Vitamine, Mineralien, Spurenelemente, die Aminosäuren enthalten sie in relativ kleinen Mengen. Es werden also nur außerordentliche Ausschläge nach oben erwähnt.

144 ESSEN SIE GUT

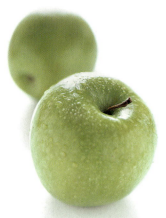

Apfel
Enthält alle Aminosäuren in kleinen Mengen.
Apfel, getrocknet
Arginin, Leuzin, Valin, Alanin.
Aprikose
Enthält alle Aminosäuren in kleinen Mengen.
Aprikose, getrocknet
Enthält die Extraportion Arginin, Lysin, Valin, Prolin.
Avocados
Enthält alle Aminosäuren in kleinen Mengen.
Beeren
Enthalten alle Aminosäuren in kleinen Mengen.
Birne
Enthält alle Aminosäuren in kleinen Mengen.
Feige
Enthält alle Aminosäuren in kleinen Mengen.

Feige, getrocknet
Trumpft mit Arginin, Isoleuzin, Leuzin, Lysin, Valin, Alanin, Prolin, Asparaginsäure.
Grapefruit
Enthält alle Aminosäuren in kleinen Mengen.
Kirschen
Kiwis
Orangen
Pfirsiche
Pflaumen
Pflaumen, getrocknet
Enthalten alle Aminosäuren in kleinen Mengen.
Trauben
Enthält alle Aminosäuren in kleinen Mengen.
Trauben, getrocknet
Aminosäuren-Tarzan: Arginin, Serin, Alanin.
Zitrone
Enthält alle Aminosäuren in kleinen Mengen.

Für den süßen Zahn

Bitterschokolade (mindestens 70 Prozent Kakaoanteil)
Schlägt Früchte & Co. haushoch: enthält Arginin, Leuzin, Phenylalanin, Tryptophan, Valin, Glyzin, Serin, Prolin satt, Asparagin- und Glutaminsäure.
Fruchtaufstrich, zuckerlos
Immerhin Isoleuzin, Leuzin, Lysin.

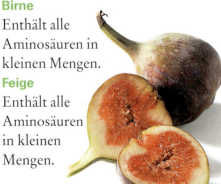

Fruchtzucker
Geht leider ganz leer aus, auch der »gute Zucker« liefert nur leere Kohlenhydrate.

Gemüse

Sie sind die besten Lieferanten für Ballaststoffe, Vitamine, Spurenelemente, Enzyme, Mineralien, obendrein sind sie kalorienarm und fettfrei. Alle Aminosäuren enthalten sie in kleineren Mengen, Spitzenwerte werden hervorgehoben.

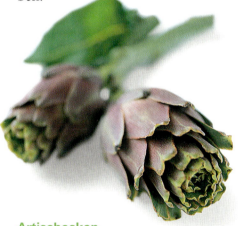

Artischocken
Leuzin, Lysin, Alanin, Prolin.
Auberginen
Enthalten alle Aminosäuren in kleinen Mengen.
Blattsalate
Enthalten alle Aminosäuren in kleinen Mengen.
Blumenkohl
Hat viel Arginin, Isoleuzin, Leuzin, Lysin, Methionin, Valin, Serin und Alanin im Angebot.
Bohnen, grün
Spitzenwerte bei Leuzin, Lysin und Alanin.
Broccoli
King of Greens: Arginin, Isoleuzin, Leuzin, Lysin, Valin, Alanin, Prolin.
Chicoree
Enthält alle Aminosäuren in kleinen Mengen.
Gurken
Enthalten alle Aminosäuren in kleinen Mengen.
Karotten
Enthalten alle Aminosäuren in kleinen Mengen.
Knoblauch
Noch besser als sein Ruf: Die Knolle enthält von allem viel – und eine Megadosis Arginin.

Kohl
Chinakohl: Enthält alle Aminosäuren in kleinen Mengen.
Grünkohl: Der Siegerkohl: viel Arginin, Leuzin, Lysin, Phenylalanin, Valin, Glyzin, Alanin, Prolin, Glutaminsäure.
Weißkohl: Enthält alle Aminosäuren in kleinen Mengen.
Lauch
Spitze bei Arginin, Leuzin, Lysin.

Paprika
Enthält alle Aminosäuren in kleinen Mengen.
Peperoni
Enthalten alle Aminosäuren in kleinen Mengen.
Pilze
Reich an Arginin, Lysin, Alanin, Prolin.
Radieschen
Enthalten alle Aminosäuren in kleinen Mengen.

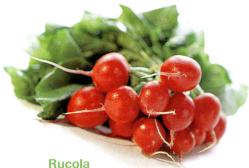

Rucola
Enthält alle Aminosäuren in kleinen Mengen.
Sellerie (Knolle, Stange)
Enthält alle Aminosäuren in kleinen Mengen.
Sojasprossen
Beachtlich: Arginin, Leuzin, Lysin, Serin, Asparagin- und Glutaminsäure.
Sojabohnen
Sind Turbos in Sachen Arginin, Leuzin, Lysin, Serin, Asparagin- und Glutaminsäure.
Spinat
Er hinkt weit hinter seinem Ruf her: Enthält alle Aminosäuren in kleinen Mengen.

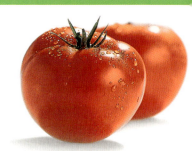

Tomaten
Die Aminosäuren sind nicht ihr Parkett: Enthalten alle Aminosäuren in kleinen Mengen.
Zucchini
Enthalten alle Aminosäuren in kleinen Mengen.
Zwiebeln
Viel Arginin, ansonsten alle Aminosäuren in kleinen Mengen.

Eiweißhaltige Nahrung
Geflügel
Volltreffer: Arginin, Isoleuzin, Leuzin, Lysin, Asparaginsäure, Glutaminsäure
Fleisch
Kalb: Geht mit viel Arginin, Leuzin, Lysin, Valin, Alanin ins Rennen.
Kaninchen: Besitzt eine Menge Arginin, Leuzin, Lysin, Alanin.
Lamm: Ausgewogener Mix aus allen Aminosäuren.
Wild
Hirsch: Das Gerücht stimmt – gesund durch viel Arginin, Leuzin, Lysin, Threonin, Glyzin, Alanin, Prolin.
Reh: Steht dem Hirsch in nichts nach: Arginin, Isoleuzin, Leuzin, Lysin, Valin, Glyzin, Alanin, Prolin.
Wildschwein: Wusste schon Asterix –

ausgewogener und großzügiger Mix aus allen Aminosäuren.

Süßwasserfische
Forelle: Reich an Arginin, Isoleuzin, Leuzin, Lysin, Valin, Glyzin, Serin, Alanin.
Karpfen: Schwimmt obenauf bei Arginin, Isoleuzin, Leuzin, Lysin, Valin, Alanin.
Zander: Enthält viel Arginin, Isoleuzin, Leuzin, Lysin, Valin, Alanin.

Meeresfische
Hering: Vorschwimmer bei Arginin, Leuzin, Lysin, Valin, Glyzin, Alanin.
Kabeljau: Kann bei Arginin, Leuzin, Lysin, Valin, Alanin mitreden.
Lachs: Spitzenwerte bei Arginin, Isoleuzin, Leuzin, Lysin, Valin, Alanin.

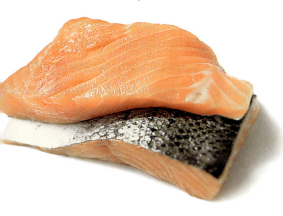

Scholle: Der Armeleute-Lachs ist gut drauf – Arginin, Isoleuzin, Leuzin, Lysin, Valin, Alanin.
Seezunge: Dem Lachs hart auf den Flossen bei Arginin, Isoleuzin, Leuzin, Lysin, Valin, Alanin.
Tunfisch: Siegerpodest bei den Werten für Arginin, Histidin, Isoleuzin, Leuzin, Lysin, Valin, Glyzin, Alanin.

Meeresfrüchte
Austern: Ausgewogener Mix aus allen Aminosäuren, aber nicht annähernd so wild wie ihr Ruf.
Crevetten/Shrimps: Richtig viel an Arginin, Leuzin, Glyzin, Alanin.
Jakobsmuscheln: Ausgewogener Mix aus allen Aminosäuren.
Languste: Sehr viel Arginin, Leuzin, Glyzin, Alanin
Miesmuscheln: Ausgewogener Mix aus allen Aminosäuren.

Tofu
Beachtliche Mengen an Arginin, Leuzin, Prolin.

Eier
Reich an Arginin, Leuzin, Valin, Asparaginsäure, Glutaminsäure.

Käse
Frischkäse: Kommt mit viel Arginin, Isoleuzin, Leuzin, Lysin, Phenylalanin, Valin, Prolin und Glutaminsäure.
Hartkäse: Der Käserenner in ALLEN Aminosäuren, unschlagbar in Arginin, Threonin, Leuzin, Lysin, Phenylalanin, Valin, Tyrosin, Prolin.

Hüttenkäse: Enthält alle Aminosäuren in stattlichen Mengen.
Molkenkäse: Enthält alle Aminosäuren, in kleineren Mengen als der Hüttenkäse.
Schafskäse: Enthält alle Aminosäuren, Spitzenwerte bei Leuzin, Lysin, Valin, Prolin, Glutaminsäure.
Schmelzkäse: Enthält alle Aminosäuren in kleinen Mengen mit Spitzenwerten an Glutaminsäure.

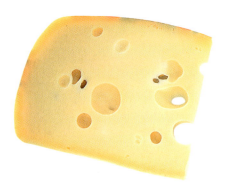

Schnittkäse: Enthalten alle Aminosäuren im guten Mix, Spitze Glutaminsäure.
Weichkäse: Enthalten alle Aminosäuren in kleinen Mengen.

Milch
(als Nahrungsmittel, nicht als Durstlöscher)
Kuhmilch: Enthält alle Aminosäuren in kleineren Mengen als der Käse.
Schafsmilch: Bringt viel Arginin, Isoleuzin, Leuzin, Lysin, Valin, Serin, Prolin, Glutaminsäure, salopp gesagt: doppelt so reichhaltig wie Kuhmilch.
Ziegenmilch: Wie Kuhmilch – enthält alle Aminosäuren, keine Spitzen.

Sauermilchprodukte
Sauermilch: Enthält alle Aminosäuren in gleichmäßigen Mengen.

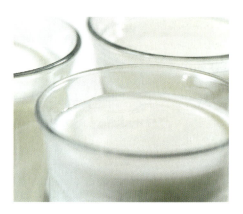

Sauermilchkäse: Ein Wow-Produkt bei Arginin, Isoleuzin, Leuzin, Lysin, Methionin, Phenylalanin, Valin, Serin, Tyrosin, Prolin, Asparagin- und Glutaminsäure. Wer seinen Bedarf an Aminosäuren ohne Zusatz decken möchte, hat mit Sauermilchkäse, Weißkohl, Erdnüssen, Bitterschokolade eine reelle Chance …
Sauermilchquark: Wie der Sauermilchkäse reich an Arginin, Isoleuzin, Leuzin, Lysin, Phenylalanin, Valin, Serin, Prolin, Asparagin- und Glutaminsäure.

Joghurt
(10 Prozent Fett)
Enthält alle Aminosäuren in gleichmäßigen Mengen.

Die vollständige Liste mit den exakten Angaben zum Gehalt an Aminosäuren finden Sie auf den Seiten 150 bis 157.

Die gute Nachricht zuletzt

Das Leben ist großzügig. Mit optimaler Versorgung an Aminosäuren, dem 100-Prozent-Muskelkostüm und viel Bewegung ist der Körper so grundversorgt, dass er auch mal ein Schmankerl wegsteckt. Gelegentliche Ausrutscher verdaut der Körper. Wenn der Schokoladenhunger kommt, die Lust auf ein von Butter triefendes Croissant oder ein Stück Käsekuchen: Am besten gleich nach dem Sport in der Nachbrennphase. Da arbeitet der Stoffwechsel auf Hochtouren und putzt die Extrakalorien weg.

Hüten Sie sich vor Gewohnheiten. Wer den Rotwein täglich trinkt oder die Schokolade vor dem Einschlafen einfach »braucht«, steigert die Dosis unmerklich. Lassen Sie die Ausnahme Ausnahme sein, Rotwein und Schokolade schmecken dann viel besser. Hüten Sie sich auch vor Feuereifer, sektiererischem Ernst. Wer aus gesundem Leben eine Mission macht, hält nicht durch. Sie kennen das aus eigener Erfahrung: Sie halten drei Wochen superstreng Diät, dann kommt etwas dazwischen und Sie werfen alle Vorsätze über Bord, essen mehr als vor der Diät. Oder Sie zwingen sich jeden Morgen um halb sechs in die Laufschuhe, drei Wochen lang, völlig euphorisch, und dann geht Ihnen die Selbstdisziplin so auf den Wecker, dass Sie gleich gar nicht mehr laufen.

Well-Aging hat viel mit Lebenslust und Sinnlichkeit zu tun. Schaffen Sie Well-Aging in Ihrem Alltag kleine Nischen. Sie können die Mittagspause aus Gewohnheit in der vollen Kantine oder im verrauchten Restaurant verbringen. Oder Sie können einen Spaziergang machen, schwimmen gehen. Alleine oder mit Arbeitskollegen, -kolleginnen, die werden Ihrem Beispiel gern und schnell folgen. Hegen Sie schon lange den Wunsch, eine Sportart zu lernen, tun Sie's. Körper, Seele und Geist werden es Ihnen danken.

Gehen Sie achtsam, bewusst und wertschätzend mit Ihrem Körper um, lassen Sie sich auf die verfeinerte Wahrnehmung ein, Sie kann Ihnen Glücksgefühle bescheren, die Sie seit der Kindheit nie mehr erlebten. Ihr Körper spricht unentwegt mit Ihnen, sagt Ihnen, was ihm gut tut, was nicht. Wenn Sie seine Sprache lernen, verstehen Sie die Signale. Der Körper fühlt, das Gehirn registriert. Der Körper ist das Haus des Geistes, nicht umgekehrt. Sie entscheiden heute, ob Ihr Geist im Alter Kraft und Energie zur Verfügung hat oder nicht. Denn das bestätigen unzählige Langzeitstudien: Wer den Körper in Schuss hält, ist im Alter auch geistig fitter.

Leben Sie wohl. 100 Jahre.

Aminosäurengehalt der Nahrungsmittel (mg pro 100 g Nahrungsmittel),

	Arginin	Histidin	Isoleuzin	Leuzin	Lysin	Methionin	Phenyl-alanin	Threonin	Trypto-phan
Backwaren									
Knäckebrot	389	200	417	760	240	154	514	307	107
Pumpernickel	293	142	249	417	242	91	280	236	64
Vollkornbrot	293	142	249	417	242	91	280	236	64
Getreide, Teigwaren									
Glasnudeln	241	97	243	389	177	105	267	189	60
Vollkornreis	148	41	120	220	97	46	128	100	26
Spagetti (al dente)	445	239	402	652	550	178	359	323	91
Vollkornflocken									
Hafer Vollkornflocken	764	213	576	865	426	163	627	376	138
Hirse Vollkornflocken	305	167	462	1151	226	207	384	344	148
Weizen Vollkornflocken	528	223	457	786	317	176	540	340	117
Müsli	649	210	441	745	356	148	491	336	113
Nüsse, Hülsenfrüchte									
Bohnen, weiß	543	253	507	768	670	91	498	390	82
Cashewnüsse	1746	350	928	1278	700	280	788	613	368
Erbsen	638	141	289	416	402	68	268	261	60
Erdnüsse	3155	631	1035	1742	985	253	1364	707	278
Erdnussbutter	3184	653	887	1775	887	235	1305	653	261
Kichererbsen	595	203	420	563	510	83	360	293	68
Kidney-Bohnen	1260	619	906	1655	1591	243	1149	884	199
Kürbiskerne	3514	561	1074	1806	1562	464	1049	756	366
Leinsamen	2416	512	1098	1562	952	488	1220	976	415
Linsen	691	211	395	632	614	70	439	351	79
Mandeln	2228	431	711	1254	505	225	973	524	150
Sojabohnen	952	309	536	845	714	119	547	464	143
Sprossen									
Bambussprossen	89	38	79	127	122	27	81	76	24
Bohnensprossen	189	95	154	245	196	35	175	144	35
Getreidesprossen	144	61	125	214	86	48	147	93	32
Luzernensp. (Alfalfa)	132	56	128	224	168	60	160	148	40
Walnüsse	1742	288	547	950	302	173	533	418	130

AMINOSÄUREGEHALT DER NAHRUNGSMITTEL

Glykämischer Index, Glykämische Last (pro 100 g)

Valin	Glyzin	Serin	Cystein	Tyrosin	Alanin	Prolin	Asparaginsäure	Glutaminsäure	Glyk. Index	Glyk. Last
462	401	560	233	285	349	1262	490	3508	59	35
314	329	288	114	151	302	664	502	1663	50	20
314	329	288	114	151	302	664	502	1663	58	27
298	178	307	113	165	207	450	323	1293	33	8
171	115	125	31	115	153	128	243	500	64	15
440	324	349	112	273	410	579	646	1821	38	10
689	601	689	251	426	627	902	1065	2756	59	36
512	256	640	128	226	1122	915	531	1919	*	*
528	540	598	235	352	411	1337	575	3553	*	*
531	493	535	179	334	498	871	780	2395	49	33
543	281	453	82	344	227	326	861	1504	38	8
1295	805	840	315	578	700	683	1505	3640	22	5
302	255	268	74	181	275	234	663	973	22	1
1212	1237	1490	379	1061	631	1187	2853	4924	14	2
1070	1592	1305	287	1096	1018	1122	3158	5481	☺	☺
353	300	383	90	263	323	315	878	1200	28	6
1017	840	1238	177	553	906	774	2652	3227	28	5
1684	1537	976	268	878	1000	854	2147	3782	☺	☹
1366	1488	1244	464	683	1244	976	2294	4880	☺	☺
474	360	456	79	281	377	368	1009	1448	29	3
955	992	693	300	543	749	955	1872	4566	☺	☹
536	500	666	95	417	524	547	1369	2261	18	1
96	79	115	19	60	113	201	385	227	*	*
179	119	186	39	119	144	140	455	431	*	*
144	147	163	64	96	112	365	157	970	*	*
172	164	156	80	116	188	252	436	320	*	*
634	806	893	202	461	720	864	1685	2980	☺	☺

ESSEN SIE GUT

	essenzielle Aminosäuren								
	Arginin	Histidin	Isoleuzin	Leuzin	Lysin	Methionin	Phenyl-alanin	Threonin	Trypto-phan
Obst, Früchte									
Apfel	8	6	10	16	15	3	9	8	2
Apfel getrocknet	43	32	54	86	80	16	48	43	11
Aprikose/Marille	29	17	26	50	62	4	33	31	10
Aprikose getrocknet	171	100	154	295	366	24	195	183	59
Avocado	57	29	68	118	89	36	65	63	21
Beeren	52	25	6	15	16	23	15	19	4
Birne	9	5	14	26	18	7	13	13	0
Feige	30	20	40	57	52	10	31	42	10
Feige getrocknet	135	90	180	257	234	45	140	189	45
Grapefruit	40	6	10	15	19	3	10	11	4
Kirschen	14	11	16	23	31	4	16	18	8
Kiwi	35	15	30	50	50	10	25	30	10
Orange/Apfelsine	69	19	27	24	50	21	33	16	10
Pfirsich	18	18	14	30	30	31	19	29	6
Pflaumen/Zwetschken	10	10	12	16	13	5	13	12	0
Pflaumen getrocknet	58	58	70	93	76	29	76	70	0
Trauben	52	25	6	15	16	23	15	19	4
Trauben getrocknet	223	107	26	64	68	98	64	81	17
Zitrone	42	10	19	18	35	10	25	10	4
Für den süßen Zahn									
Bitterschokolade	588	131	305	501	327	131	359	327	131
Fruchtaufstrich	77	56	120	201	152	48	99	88	29
Fruchtzucker	0	0	0	0	0	0	0	0	0
Gemüse									
Artischocken	96	36	96	144	120	29	72	84	24
Auberginen	60	25	56	77	53	11	52	43	11
Blattsalat	70	23	95	98	73	18	66	56	16
Blumenkohl/Karfiol	108	45	101	154	129	108	82	94	31
Bohnen grün/Fisolen	100	53	96	148	136	31	91	91	29
Broccoli	181	54	123	151	148	41	114	111	32
Chicoree	62	21	85	87	65	16	59	49	14
Gurke	41	8	18	25	26	5	14	16	4
Karotten	40	15	39	41	39	10	28	31	9
Knoblauch	604	109	212	333	254	103	169	169	73

AMINOSÄURENGEHALT DER NAHRUNGSMITTEL

Valin	Glyzin	Serin	Cystein	Tyrosin	Alanin	Prolin	Asparaginsäure	Glutaminsäure	GI Glyk. Index	GL Glyk. Last
12	9	12	1	5	15	10	101	25	38	5
64	48	64	5	27	80	54	542	134	29	16
31	26	53	2	19	44	65	200	101	57	4
183	154	313	12	112	260	384	1183	597	31	14
93	80	78	21	48	114	74	270	200	☺	☺
19	21	34	12	13	29	23	86	144	☺	☺
18	14	18	5	4	17	14	97	36	38	3
48	43	64	21	56	78	85	305	125		
216	194	289	95	253	352	383	1376	564	61	26
14	10	26	2	7	20	47	105	42	25	2
22	19	26	3	10	24	26	483	31	22	2
35	35	40	5	20	45	35	90	100	53	5
43	100	34	11	17	53	49	121	100	42	4
41	16	34	10	21	41	29	94	145	42	4
14	9	15	3	5	22	26	189	28	39	4
82	53	88	18	29	128	152	1104	164	29	16
19	21	34	12	13	29	23	86	144	46	7
81	90	146	51	56	124	98	368	618	56	42
25	67	19	9	14	41	37	96	80	☺	☺
479	359	479	174	240	381	479	828	1426	*	*
134	55	113	17	96	78	198	233	424	*	*
0	0	0	0	0	0	0	0	0	19	1
96	67	72	24	48	120	96	241	365	☺	☺
55	47	47	6	40	61	51	186	209	☺	☺
73	59	51	10	41	63	76	161	178	☺	☺
129	82	122	26	47	122	101	259	306	☺	☺
127	91	129	24	67	105	96	286	255	38	12
151	98	104	32	66	123	120	224	401	☺	☺
65	52	46	9	36	56	68	143	159	☺	☺
20	21	17	3	10	20	13	35	172	☺	☺
41	27	32	11	19	49	27	115	191	47	4
278	188	175	61	73	121	91	460	762	☹	☺

153

ESSEN SIE GUT

	essenzielle Aminosäuren								
	Arginin	Histidin	Isoleuzin	Leuzin	Lysin	Methionin	Phenyl-alanin	Threonin	Trypto-phan
Kohl									
Chinakohl	71	21	67	69	62	12	39	44	14
Grünkohl	188	65	112	203	170	41	116	112	41
Weißkohl	96	25	38	65	59	13	38	44	13
Lauch	115	36	67	113	113	25	63	74	16
Paprika	44	18	39	54	50	11	44	41	12
Peperoni	49	20	43	60	56	12	49	46	13
Pilze	155	45	91	99	140	21	62	70	18
Radieschen	60	21	47	59	58	11	37	47	5
Rucola	62	21	85	87	65	16	59	49	14
Sellerie (Knolle)	45	24	45	71	59	12	43	43	20
Sojasprossen	245	133	251	430	353	51	205	292	113
Sojabohnen	952	309	536	845	714	119	547	464	143
Spinat	157	61	135	227	183	50	140	126	42
Tomaten	23	13	24	35	36	6	24	27	8
Zucchini	67	27	61	88	82	19	51	40	19
Zwiebeln	159	14	23	34	55	13	34	20	18
Eiweißhaltige Nahrung									
Geflügel	1639	780	1353	1951	2260	676	1040	1093	286
Pute	1704	811	1406	2028	2350	704	1082	1135	298
Kalb	1286	673	1029	1603	1722	495	811	871	218
Kaninchen	1504	672	1397	2094	2309	672	993	1288	295
Lamm	534	230	420	645	679	203	332	383	104
Wild									
Hirsch	1828	703	1406	2194	2282	703	1125	1237	310
Reh	1970	758	1515	2364	2454	758	1212	1334	333
Wildschwein	819	326	631	983	1011	313	513	559	142
Süßwasserfische									
Forelle	1431	620	1144	1860	2190	620	906	1073	239
Karpfen	1261	547	1009	1640	1932	547	799	946	210
Zander	1337	579	1070	1738	2046	579	847	1002	223
Meeresfische									
Hering	1037	491	892	1456	1639	528	728	746	182
Kabeljau	1219	528	975	1584	1870	528	772	914	203
Lachs	1257	545	1006	1634	1926	545	796	943	210

AMINOSÄUREGEHALT DER NAHRUNGSMITTEL

	nichtessenzielle Aminosäuren								GI	GL
Valin	Glyzin	Serin	Cystein	Tyrosin	Alanin	Prolin	Aspara-ginsäure	Glutamin-säure	Glyk. Index	Glyk. Last
57	33	38	11	29	68	24	86	286	☺	☺
170	123	112	37	102	154	143	256	307	☺	☺
51	32	70	15	23	51	242	108	270	☺	☺
84	74	74	13	38	91	67	171	344	☺	☺
42	42	53	21	23	47	47	166	159	☺	☺
47	47	59	23	26	52	52	185	177		
73	61	68	13	55	112	125	106	163	☺	☺
53	35	32	11	21	37	27	79	210	☺	☺
65	52	46	9	36	56	68	143	159	☺	☺
60	48	45	9	20	50	38	259	196	☺	☺
287	194	379	20	164	236	205	737	721	☺	☺
536	500	666	95	417	524	547	1369	2261	18	1
161	135	113	33	113	149	120	253	331	☺	☺
24	24	29	9	13	30	19	124	339	☺	☺
62	51	69	13	42	72	46	192	247	☺	☺
25	51	35	21	38	34	39	68	194	☺	☺
1248	1274	1040	339	911	1405	1171	2341	3902	☺	☺
1298	1324	1082	352	946	1460	1217	2433	4056	☺	☺
1128	871	712	218	673	1227	811	1880	3166	☺	☺
1343	1369	1101	323	967	1611	1369	2578	4431	☺	☺
422	420	375	107	290	508	419	776	1493	☺	☺
1378	1406	1154	337	956	1547	1406	2532	4501	☺	☺
1486	1515	1242	364	1031	1667	1515	2728	4849	☺	☺
631	631	532	155	433	694	650	1164	2109	☺	☺
1263	1026	1096	239	787	1526	906	2337	3386	☺	☺
1114	904	967	210	694	1345	799	2060	2985	☺	☺
1181	958	1025	223	736	1426	847	2184	3163	☺	☺
1001	1001	728	182	637	1310	637	1820	2275	☺	☺
1076	873	934	203	670	1300	772	1990	2885	☺	☺
1111	901	964	210	692	1341	796	2054	2976	☺	☺

	essenzielle Aminosäuren								
	Arginin	Histidin	Isoleuzin	Leuzin	Lysin	Methionin	Phenyl-alanin	Threonin	Trypto-phan
Scholle	1249	541	999	1623	1914	541	791	937	208
Seezunge	1223	530	979	1590	1876	530	775	918	204
Tunfisch	1304	1206	1132	1771	2018	664	836	1058	246
Meeresfrüchte									
Austern	630	171	414	693	675	225	360	414	72
Crevetten/Shrimps	1455	283	793	1532	1417	453	718	793	189
Eier	826	258	787	1082	735	387	748	658	181
Jakobsmuschel	833	211	500	777	887	278	422	511	133
Languste	1586	309	865	1669	1545	494	783	865	206
Miesmuschel	750	190	450	700	800	250	380	460	120
Tofu	978	347	789	1184	789	205	789	757	205
Käse									
Frischkäse	363	319	594	1045	825	253	506	451	143
Hartkäse	1053	957	1850	2997	2265	734	1467	1308	415
Hüttenkäse	416	365	680	1197	945	290	580	517	164
Molkenkäse	267	235	438	769	608	186	373	332	105
Schafskäse	544	459	935	1649	1428	425	799	748	221
Schmelzkäse	436	383	713	1254	990	304	607	541	172
Schnittkäse	818	570	1265	2357	1860	570	1215	1017	322
Weichkäse	663	523	1166	1910	1427	462	925	824	261
Milch									
Kuhmilch	109	79	188	310	234	76	152	135	43
Schafsmilch	224	189	385	679	588	175	329	308	91
Ziegenmilch	112	68	190	289	303	68	146	187	37
Sauermilchprodukte									
Joghurt 10 % Fett	105	78	183	291	220	74	146	130	43
Sauermilch	112	82	194	320	241	78	156	139	44
Sauermilchkäse	990	870	1620	2850	2250	690	1380	1230	390
Sauermilchquark	875	769	1431	2512	1988	610	1219	1087	345

☺ Für alle Lebensmittel, die in der Bewertung dieses Symbol enthalten, können aufgrund des geringen Kohlenhydrat-Anteils der GI und GL nicht bestimmt werden.

☺ Lebensmittel mit diesem Symbol sind nicht auf ihren GI getestet worden. Sie enthalten jedoch geringe Mengen Kohlenhydrate. Es ist sehr unwahrscheinlich, dass der GI im hohen Bereich liegt. Doch selbst wenn ein GI von 100 zugeordnet würde, läge die GL je nach Portionsgröße im niedrigen Bereich.

* Für Lebensmittel, die in der Bewertung dieses Symbol enthalten, liegen keine Messwerte vor.

AMINOSÄUREGEHALT DER NAHRUNGSMITTEL

Valin	Glyzin	Serin	Cystein	Tyrosin	Alanin	Prolin	Aspara-ginsäure	Glutamin-säure	GI Glyk. Index	GL Glyk. Last
\> nichtessenzielle Aminosäuren										
1103	895	957	208	687	1333	791	2039	2956	☺	☺
1081	877	938	204	673	1305	775	1998	2895	☺	☺
1255	1033	984	320	984	1476	812	2706	3567	☺	☺
405	540	450	108	288	585	360	900	1260	☺	☺
850	1134	907	189	661	1191	756	1890	2740	☺	☺
1045	400	916	284	529	710	477	1200	1548	☺	☺
555	555	566	111	455	611	444	1144	1554	☺	☺
927	1236	989	206	721	1298	824	2060	2987	☺	☺
500	500	510	100	410	550	400	1030	1400	☺	☺
868	757	852	126	521	679	1152	1704	2683	☺	☺
660	176	572	55	506	297	1199	682	2299	☺	☺
2010	479	1659	160	1467	861	3509	1786	6763	☺	☺
756	202	655	63	580	340	1373	781	2633	☺	☺
486	130	421	41	373	219	883	502	1693	☺	☺
1241	102	1394	85	782	748	1547	918	2890	☺	☺
792	211	686	66	607	356	1439	818	2759	☺	☺
1562	397	1290	99	1240	670	2703	1538	5183	☺	☺
1266	322	1045	101	925	543	2191	1246	4201	☺	☺
205	69	172	26	152	109	310	244	670	27	1
511	42	574	35	322	308	637	378	1190	*	*
221	54	170	65	184	116	340	224	609	*	*
192	65	167	28	146	102	332	233	549	36	2
211	71	177	27	156	112	320	252	690	☺	☺
1800	480	1560	150	1380	810	3270	1860	6270	☺	☺
1590	424	1378	133	1219	716	2889	1643	5539	☺	☺

Literaturverzeichnis

Hans-Konrad Biesalski u. a., Ernährungsmedizin, Thieme, Stuttgart, New York, 1995
Eric R. Braverman, The Healing Nutrients Within, Basic Health Publications, 2003
Benita Cantieni, Tiger Feeling. Das sinnliche Beckenbodentraining für sie und ihn, Südwest, München, 2004
Benita Cantieni, Lauf los! ... Aber richtig, Südwest, München, 2001
Robert Fried; Merrell Woodson, The Arginine Solution, Warner Books, New York, 1999
Robert Gasser, Angewandte Anti-Aging-Medizin, Verlagshaus der Ärzte, Wien, 2004
Gerald Hüther, Betriebsanleitung für ein menschliches Gehirn, Vandenhoeck & Ruprecht, Göttingen, 2002
Franca Mangiameli; Nicolai Worm, Logi Guide, Systemed, Lünen, 2004
Mauro Di Pasquale, Amino Acids and Proteins for the Athlete, CRC Press, Boca Raton, London, Washington, 1997
Frank Schirrmacher, Das Methusalem-Komplott, Blessing, München, 2004
Walter C. Willet, Eat, Drink and Be Healthy, Simon & Schuster, New York, 2002

Literaturhinweise

Inke Jochims, Ausstieg aus der Zuckersucht, Hedwig, Berlin, 2004
Peter Konopka, Fit in der Lebensmitte, Econ, Berlin, 2005
Peter Konopka, Entspannung und richtige Atmung, Econ, Berlin, 2005
Werner Mang, Schönheit maßgeschneidert, Econ, Berlin, 2005
Klaus Oberbeil, Die 12 Fitmacher aus der Natur, Econ, Berlin, 2005
Klaus Oberbeil, Glückshormone, Econ, Berlin, 2005
Gregor Staub, Gedächtnistraining, Econ, Berlin, 2005
Ulrich Strunz, die diät, Heyne, München, 2004

Bildnachweis

Sabine Wunderlin 15, 25, 85, 86, 87, 90, 100–128, 130, 131, 132; Econ 39, 41, 43, 49, 53, 142ff.; Getty 19; Imagesource 16, 30, 47, 55, 58; Plewinski, Antje 15, 27, 51, 57, 138; Wolfgang Schedler 134; Jürgen Spona 15, 23, 33; Zefa 5, 10, 66, 76, 81

Sachwortverzeichnis

Adrenalin 53 f., 71
Alanin 61 ff., 74 f., 151, 153, 155, 157
Alkohol 28, 73, 136 f., 140, 149
Alterserwartung 12–15
Aminosäuren 15–23, 28 f., 31–75, 84, 142–157
Anti-Aging 13, 21
Arginin 34 ff., 38, 48, 51, 62, 66, 68 f., 142–148, 150, 152, 154, 156
Arteriosklerose 17, 34, 36, 38, 63
Arthrose 13, 51, 78, 80, 85
Asparagin, -säure 56 ff., 72 f., 142–148, 151, 153, 155, 157
Atmung 96–132

Backwaren 142
Beckenboden 19, 86–91, 121 f., 124, 129 f.
Bewegung 77–132
Blutdruck 19, 36, 46, 79
Bluthochdruck 17, 38, 43, 136
Blutzucker 24, 34, 48, 75

Cholesterin 17, 19, 26 f., 34, 40, 79
Citrullin 66, 72 f.
Cystein 40, 58 ff., 151, 153, 155, 157

Depressionen 17, 43, 45, 47, 53, 55, 79
Diabetes mellitus 17, 34, 36, 38, 48 f., 79, 136, 138
Diät 136 ff., 149
Dopamin 54, 71

Eier 35, 44, 46, 62, 75, 138
Eiweiß (Proteine) 15 f., 23, 28 f., 33, 38, 40, 44, 48, 50 f., 53, 56, 60, 65, 70 ff., 136, 138, 146 ff.
Energie 15, 23–29, 47 f., 51, 56, 61, 71
Entgiftung 37, 51, 57, 59, 61, 65 f., 71, 73, 75
Enzyme 19, 22–25, 43, 56

Fette 24, 26 ff., 29, 44, 65, 69, 74, 80, 136, 140
Fettsäuren 26 ff.
Fisch 35, 37, 39 f., 43, 49, 52, 55, 59, 61 f., 64, 69, 71, 75, 137, 154–157
Fleisch 35, 37, 39 ff., 43 f., 49, 52, 55, 59, 61 f., 64, 69, 71, 73, 75, 137 f., 154 f.
Freie Radikale 17, 22 ff., 27 f., 48, 50 f., 54, 58, 73

Gelenke 13, 45, 78 f., 80, 84 f., 87–90, 93, 125, 132
Gemüse 35, 41, 43, 55, 57, 59, 61, 69, 71, 142 f., 145 f.
Gene 12–15, 28, 51
Getreide 49, 57, 59, 69, 71, 75, 142
Glukose 25 f., 34, 53, 59
Glutamin, -säure 56, 58, 60 ff., 74 f., 84, 142–148, 151, 153, 155, 157
Gluten 53
Glykämischer Index 137–141
Glyzin 35, 50 ff., 72 f., 144–148, 151, 153, 155, 157

SACHWORTVERZEICHNIS

Haut 18, 29, 33, 37, 51 f., 54 f., 59 f., 63, 70 f., 75, 85
Herz-Kreislauf 17, 19, 21, 45, 79, 83
Histidin 36–39, 68 f., 152, 154, 156, 158
Hormone 13, 15–22, 26, 29, 33 f., 37, 40–43, 50, 53, 80, 84, 139

Immunsystem 34 ff., 39, 44 f., 58, 60 f., 66
Insulin 24 f., 29, 34, 43, 46, 48, 138
Isoleuzin 38, 48, 68 f., 142–148, 152, 154, 156, 158

Kalzium 18, 38, 41, 44, 64, 73
Kohlenhydrate 24 ff., 29, 44, 53, 56, 62, 136 ff.
Kollagen 38, 50 f., 62 f., 68

Leuzin 38, 48, 68 f., 142–148, 152, 154, 156, 158
Lysin 38 f., 68 f., 142–148, 152, 154, 156, 158

Methionin 39 ff., 47, 70 f., 152, 154, 156, 158
Milchprodukte 39, 43 f., 46, 52, 55, 62 f., 73, 75, 138, 147, 156 f.
Muskulatur 18, 25, 34, 36, 44, 48 f., 60 f., 65, 68 ff., 74 f., 79–132

Nahrungsmittel 136–157
Nervensystem 52, 54, 64, 72
Neurotransmitter 56 f., 60
Nüsse 37, 41, 43, 46, 49, 55, 57, 59, 71, 75, 140, 143

Obst 140, 143 f.
Ornithin 65 f., 74 f.
Osteoporose 39, 41, 51, 63, 68, 75

Phenylalanin 40, 42 f., 49, 53, 66, 70 f., 142–148, 152, 154, 156, 158
Prolin 62 f., 74 f., 142–148, 151, 153, 155, 157
Proteine – s. Eiweiß

Rotations-Diät 136 f.

Sauerstoff 18, 24 f., 58, 84 f.
Serin 44, 50, 52 f., 72 f.
Serotonin 45 ff., 50, 70
Sexualität 34, 36, 42, 68, 80
Stoffwechsel 15, 19, 22, 24, 34, 40, 42, 44, 49, 51 f., 56 f., 60 f., 72 f., 80, 84, 138 f., 141, 149
Stress 37 f., 41, 43, 45, 47–50, 52 f., 55, 60 f., 65, 70

Taurin 40, 64 f., 72 f.
Tiefenmuskulatur 13, 15, 80, 92, 96 ff., 101, 129
Threonin 43 ff., 50, 52, 70 f., 142–148, 152, 154, 156, 158
Tryptophan 40, 46, 49, 70 f., 142–148, 152, 154, 156, 158
Tyrosin 49, 53 ff., 70, 72 f., 142–148, 151, 153, 155, 157

Valin 48, 70 f., 142–148, 151, 153, 155, 157
Verdauung 19, 24, 53, 141
Vitamine 16, 24, 40, 46, 54, 62, 143